나도 산삼을
캘 수 있다

염증물질 개선으로 암, 당뇨, 특히 아토피에 탁월!

나도 산삼을 캘 수 있다

과학적 입증
산삼 효능편

김창식 (우리산삼효능연구소 소장) 지음

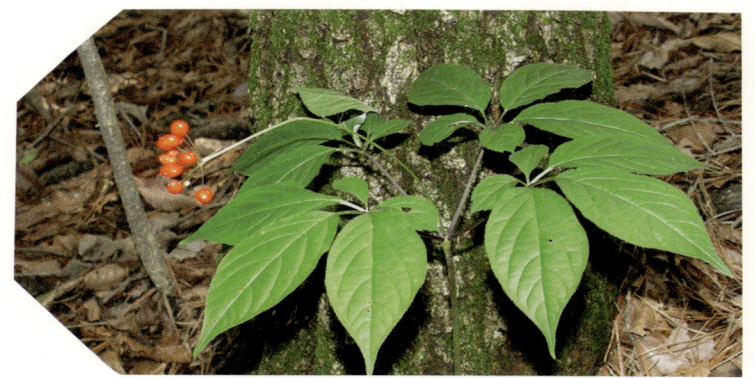

중앙생활사

| 머리말 |

고등학교 때 배구선수로 활약하다가 허리를 다쳐 세 번이나 수술을 받으면서 산삼을 꼭 먹어보고 싶었다. 그러나 지금 산양산삼 10년근 정도 크기의 산삼 값이 당시 큰 암소 한 마리 값이었다. 너무 비싸 깜짝 놀랐는데, 그 뒤 산삼이 어떤 것인지 궁금해서 직접 캐보고 싶었다.

그래서 1990년 봄부터 인삼 농사를 오랫동안 했던 지역 주변의 산속을 1년 정도 헤매다 드디어 산삼을 발견하였고, 경험이 쌓이면서부터 점점 더 많은 산삼을 찾을 수 있었다.

그때는 지금처럼 심마니가 많지 않아 며칠 고생하면 작은 것이라도 볼 수 있어서 재미도 있었다. 하지만 산삼을 캐도 판매할 곳이 거의 없었는데, 이는 지금도 마찬가지다. 이렇다 보니 산삼업계에서는 한탕주의가 만연하고 있었다. 참 답답하였다. 많은 고민 끝에 생각한 것이 과학적인 방법으로 산삼의 효능을 연구하는 것이었다. 산삼이 필요한 사람이 국내는 물론 해외에도 많은 만큼, 그 우수성만 밝혀지면 저렴하게 팔아도 심마니들의 안정된 생활이 보장될 거라고 생각했다. 하지만 당시에는 우리 산삼을 국내에서 연구할 길이 없었다.

그래도 포기하지 않았다. 연구는 때가 오면 한다고 생각하고, 우선 산삼업계의 현실을 바로 알리고 비싸서 먹지 못하는 사람들에게 직접 캐서 먹을 수 있는 길을 알려주고 싶어 2001년 6월 26일《나도 산삼을 캘 수 있다》라는 제목으로 책을 냈다.

그러나 책을 만들어본 경험이 없어 남의 손을 빌리다 보니 우여곡절도 많았고 잘못된 내용도 있었으며, 산삼 감정을 비과학적으로 하는 것이 얼마나 위험한 일인지 바로 알리지 못해 아쉬움이 많았다.

그러나 이번 개정판에는 이러한 사실을 보충함은 물론 사비를 들여 2011년 7월 29일 부산 동의대 한의과 신순식 교수팀에게 산양산삼의 당뇨병 개선효과 검증을 의뢰해 동물실험을 한 결과 그 효능이 우수하다는 것을 입증한 논문도 부록으로 수록하였다. 특히 그동안 비밀리에 연구해온 산삼복용 비법을 모두 공개하였으니 앞으로는 산삼업계가 과학적인 방법으로 연구하는 데 도움이 많이 될 것으로 본다. 또 구태에서 벗어나지 않으면 조금도 발전하지 못한다는 사실을 알리려고 노력하였으니 산삼의 새로운 역사가 만들어질 것이라 기대한다.

2013년 4월

김창식

| 차 례 |

머리말 • 4

1장 산삼의 유래 ⋯⋯⋯⋯⋯⋯⋯⋯⋯⋯⋯⋯⋯⋯⋯⋯ 9
산삼이란 무엇인가 • 10/ 삼의 역사 • 13/ 삼의 명칭 • 18/ 한국 삼의 분포 • 20/ 산삼의 특성 • 25/ 산삼과 재배삼 • 28/ 심마니 • 32/ 산양산삼 • 37

2장 산행 준비 ⋯⋯⋯⋯⋯⋯⋯⋯⋯⋯⋯⋯⋯⋯⋯⋯ 41
산행을 위한 정찰 • 42/ 마음의 준비 • 45/ 준비물 챙기기 • 48

3장 산삼 캐기의 실제 ⋯⋯⋯⋯⋯⋯⋯⋯⋯⋯⋯⋯ 53
산삼 캐기 작전계획 • 54/ 산삼의 형체 • 61/ 산삼의 불모지 • 70/ 산삼 자생지 알아보기 • 73/ 그림으로 보는 산삼 자생지 • 85

4장 산삼 캐기 작전 ··· 137
 산삼 찾기 • 138/ 산삼 캐기 • 142/ 산삼 이송 · 보존하기 • 147

5장 산삼의 복용과 효능 ··· 149
 산삼 감정보다 더 중요한 것은 효능 연구 • 150/ 암 환자가 산삼을 복용할 경우 • 150/ 당뇨는 완치할 수 있다 • 152/ 산삼은 아토피 피부염의 킬러 • 154/ 운동선수들에게는 최고의 보약 • 156/ 산삼의 기타 효능 • 156

6장 산삼 사고팔기 ··· 159
 산삼이 비싸야 할 이유가 없다 • 160/ 산삼이나 산양산삼 모두 책임판매를 해야 한다 • 161/ 좋은 산삼을 고르는 방법 • 161

7장　산삼 자생지와 특성 ··· 163

8장　산삼 관련 용어 ··· 223

부록　山養山蔘 열수추출물이 *db/db* 마우스 당뇨모델에서 혈중 지질대사와 혈당에 미치는 영향 • 236

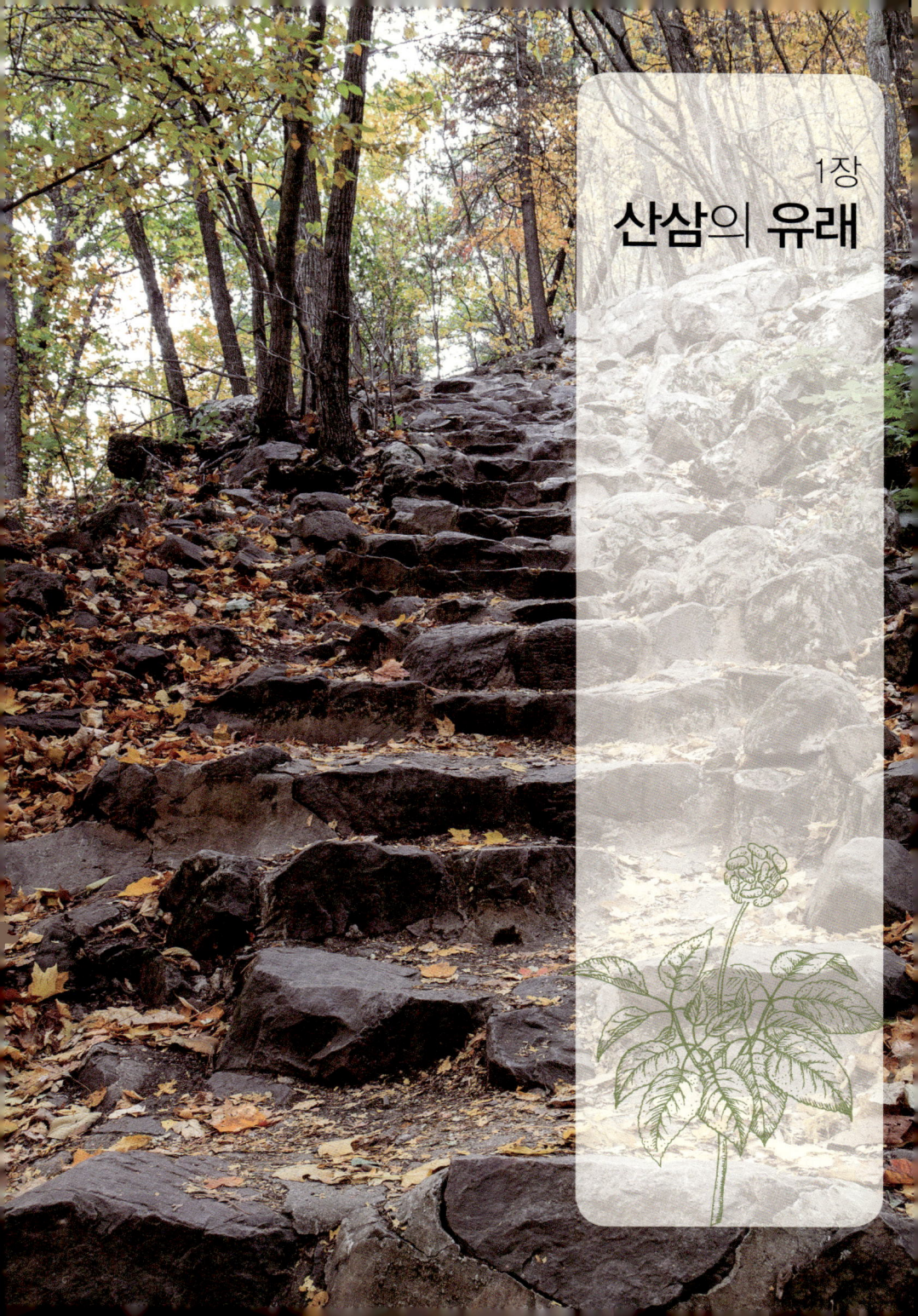

1장
산삼의 유래

산삼이란 무엇인가

산삼(山蔘)이란 산에서 천연적으로 자생하는 인삼을 말한다. 산삼은 논밭에서 재배하는 인삼보다 먼저 존재해왔고 인삼이라는 이름도 옛날에는 산삼을 지칭하는 것이었다. 인간이 재배하는 인삼은 5, 6년생이 되면 채취하지만 산삼은 사람의 눈에 띄지 않으면 오랜 세월 산속에서 광합성을 하는 과정에서 몸에 좋은 물질이 만들어져 뿌리에 계속 축적된다. 따라서 약효도 재배삼보다 뛰어난 것으로 알려져 있다.

산삼은 두릅나무(五加)과에 속하는 다년생 초본식물(草本植物)로, 학명은 재배삼과 마찬가지로 파낙스 진생(Panax Ginseng, 만병통치약)이다.

산삼은 혼효림의 숲 속에 자생하는 식물로 환경과 생년에 따라 다르지만 줄기가 큰 것은 높이가 50cm나 되는 것도 있으며 뿌리는 대체로 도라지와 비슷하다. 뿌리 윗부분에서 원줄기가 1개 나오고 3~4개의 잎이 윤생하며 연륜을 더할 때 가지가 많아지고 잎도 늘어난다.

대개 줄기 끝에 손바닥처럼 생긴 잎이 다섯 개 있는데, 끝이 뾰족하고 밑부분이 좁으며 잎 표면에 잔털이 있고 잎사귀 가장자리는 톱니 같다. 꽃은 흰색으로 피어 차츰차츰 연한 녹색이 되었다가 7월이면 홍숙이 되기 시작한다.

뿌리는 4월 중순 이후부터 10월까지 해마다 광합성으로 만들어낸 여러 물질을 쌓아두는 보관소이다.

《삼국사기(三國史記)》에 보면 신라 소성왕 원년(서기 799) 7월에 9척(2.7m)이나 되는 산삼을 얻자 매우 기이하게 여겨 당나라에 진상한 일이 있다.

조선시대에 이수광이 지은 《지봉유설(芝峯類說)》에는 산삼 가운데 큰 것은 너덧 살 먹은 어린애만 한 것도 있다고 하였다. 이런 산삼을 캔 사람은 이내 죽기 때문에 두려워서 감히 캐지 못했다는 기록이 있다.

한국의 산삼은 약효가 탁월한데다 사람의 형상을 해서 인삼(人蔘)이라 불렸고 일본이나 중국인삼은 '삼'자를 모두 參으로 쓰지만 고려인삼은 蔘으로 써서 다른 인삼과 차별화하였다.

산삼은 한반도 일대와 중국 동북삼성과 하북성 북부, 러시아 연해주에서 발견된다. 이는 모두 옛날 고구려의 영토에 해당된다. 위도상으로 볼 때 산삼은 북위 30~48도에 이르는 지역에서 자생한다. 지역별로 살펴보면 한국은 33.7~43.21도에서 산삼이 자라고 중국 만주지역은 40~47도에서 산삼이 자생하며 러시아 연해주는 40~48도에서 산삼이 발견된다.

그중 한반도에서 생산되는 산삼이 약효가 가장 뛰어나기 때문에 중국인은 고려인삼이라 하였고 일본인은 조선인삼이라 하였다. 독일학자 네스(Ness von Esenbeck)도 우리나라에서 생산된 모든 삼을

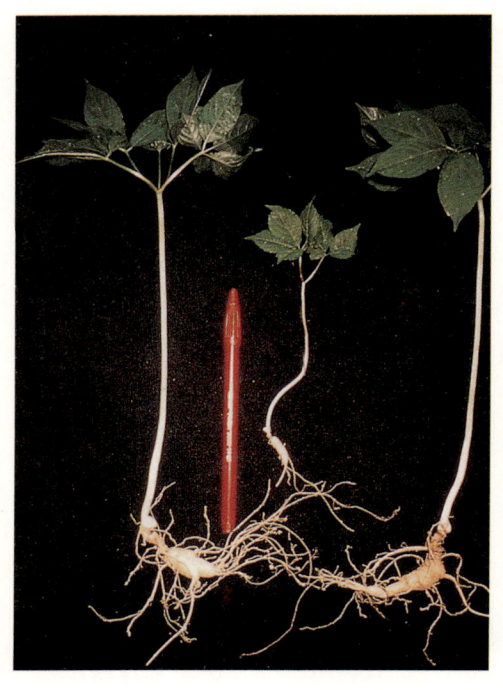

Panax Schinseng Var, *Coraiensis Nees*라 명명하고 모두 Korea로 표기하였다.

산삼, 즉 인삼은 옛날부터 인삼(仁蔘), 삼아(三椏), 지정(地精)이라고도 했다. 우리나라는 산삼이 자생하기 좋은 기후와 토지 등 천연적인 조건을 갖춰 어느 나라보다도 질적으로 뛰어난 산삼을 생산해 왔다.

삼의 역사

삼(蔘)을 인삼이라 한 것은 언어의 변천으로 확인할 수 있다. 삼의 효능을 강조하기 위하여 인삼이라 했는데, 통일신라 때부터 조선 후기까지 인삼은 산삼을 뜻하는 말이었다. 그러나 인삼이라는 말은 재배삼이 나오면서 재배삼을 뜻하는 말로 변하고 말았다.

우리나라 문헌에서 인삼, 즉 산삼이 처음 등장한 것은 김부식이 편찬한 《삼국사기》에서다. 《삼국사기》〈신라본기〉를 보면 723년 성덕왕 22년 기사에 처음으로 인삼이라는 말이 나타났다. 그해 4월 신라가 당나라 황제에게 사신을 보내는데 말 1필, 금, 은, 동, 해표가죽, 우황과 함께 인삼을 조공했다고 기록되어 있다.

이에 앞서 문무왕은 왕위에 오른 지 12년 만인 672년 일대 위기를 맞이하였다. 문무왕은 신라에 주둔하고 있는 당나라군을 고구려 귀순자들을 투입해 이 땅에서 몰아냈다. 이 사실을 보고받은 당나라 황제 고종이 문무왕을 해임하고 당나라에 있던 김인문을 신라왕으로 책봉하여 신라로 보낸 것이다.

문무왕은 당나라 황제의 환심을 사려고 표(表)를 올리면서 조공을 하였다. 얼마나 다급했던지 문무왕은 종묘사직을 못으로 만들고 자신의 사지를 찢어 죽여도 할 말이 없다고 황제에게 사죄하며 선물을 잔뜩 올렸다.

역사적으로 볼 때 우리나라 왕이 이처럼 비굴하게 자신을 낮춘 일은 흔치 않다. 그러니 최고의 선물을 보낼 수밖에 없었을 것이다. 이때 당나라에 보낸 물품을 보면 금 120푼, 은 3만 3,500푼, 구리 3만 3,000푼, 바늘 400개, 우황 120푼, 40승포목 6필, 30승포목 60필이었다. 그런데 인삼이 없는 것을 보면 삼국이 통일된 지 4년밖에 되지 않아 사회가 어지러운데다가 그 당시까지 신라인은 인삼의 존재를 확인하지 못한 것이 아닌가 싶다. 만약 인삼이 있었다면 선물 가운데 첫 번째로 올랐을 것이다.

734년(성덕왕 33) 4월에 왕은 조카 지렴을 보내어 당나라에 사은할 때 작은 말 2필, 포목 60필, 우황 20냥, 인삼 200근, 머리털 100냥, 해표가죽 16장을 조공하였다. 이때 당나라에 인삼을 200근이나 보냈다. 740년(효성왕 4)에도 황금 30냥, 포목 50필, 인삼 100근을 조공하였다.

소성왕 원년인 799년 7월에는 9척(2.7m)이나 되는 큰 인삼을 진상하였는데, 당나라 황제는 인삼이 너무 크자 진짜 인삼이 아니라고 돌려보낸 일이 있다. 경문왕 10년인 870년에도 말 2필, 금 100냥, 은 200냥, 우황 15냥, 침통 60구, 침 1,500개와 함께 인삼 100근을 당나라에 조공했다.

고려 때에도 인삼을 원나라 황제에게 바친 기록이 있다. 1277년(충렬왕 3) 원나라 세조는 바둑을 잘 두는 고려인을 초청했다. 고려에서는 중랑장 조윤통(曺允通)을 보냈다. 세조는 조윤통과 바둑을 두다가 세상에 전하기를 고려에는 인삼이 있다는데 자신을 위하여 가져올 수 있느냐고 물었다. 조윤통은 자기에게 인삼을 캐오게 하면 해마다 수백 근을 바칠 수 있다고 말한 다음 황제의 승낙을 받아 귀국하였다.

조윤통은 전국을 순회하며 인삼을 캐도록 독려하였고 이로써 민폐가 많아 원성이 높았다. 이런 점으로 보아 그때까지 우리나라에는 재배삼이 없었다는 것을 알 수 있다. 1278년(충렬왕 4) 10월에는 중랑장 정복균(鄭福均)을 시켜 인삼을 바쳤다. 1293년(충렬왕 19) 10월에는 대장군 홍선(洪詵)을 시켜 인삼을 헌납하였다.

1297년(충렬왕 23) 11월에 상장군 김정수(金廷壽)를 시켜 원나라에 제주도 우양의 젖을 말린 기름과 함께 인삼을 조공하였다. 1298년(충렬왕 24) 12월에는 장군 이백초(李白超)를 원나라에 보내어 인삼과 고니 고기를 바쳤다. 1299년(충렬왕 25) 12월에 다시 이백초를 시켜 원나라에 인삼을 바쳤다. 1343년(충혜왕 4) 3월에 폐인 영부금이 왕명을 받고 강릉도에서 인삼을 구했는데 귀해서 많이 얻지 못했다는 기록이 있다.

이상은 우리나라 실록에 수록된 내용이다. 그러나 우리나라는 중국에 끊임없이 조공하였기 때문에 기록에서 빠진 것이 더 많을 것으로 본다.

조선시대에는 명나라 사신들이 올 때마다 인삼탕(人蔘湯)을 대접하여 그들이 조선에 와서 기쁨을 느끼게 하였다.

이런 결과 1881년(고종 18) 김윤식(金允植)이 조선 최초의 외교관인 영선사(領選使)로 중국 텐진(天津)에 주재할 때였다. 중국의 정치가 리홍장(李鴻章)과 만나 이야기를 나누는데 리홍장이 김윤식에게 "조선에는 인삼이 있지 아니한가. 그것이 국제상품으로 가격이 매우 높은데 어찌하여 많이 심지 아니하는가?"라고 물었다. 이에 김윤식은 "많이 심으면 값이 천하게 된다"라고 대답하였다. 이 말을 들은 리홍장은 히죽이 웃었다고 한다.

리홍장은 인삼이 국제적으로 얼마나 귀중한 상품인지 알고 한

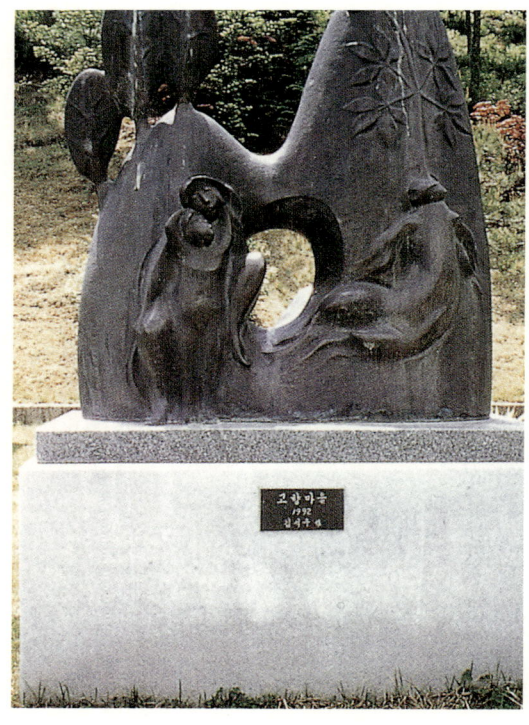

금산 개삼터에 있는 인삼조형물

말이었다. 리홍장이 히죽이 웃은 것은 세상물정을 모르는 조선의 어리석음을 비웃은 것일 것이다. 외국인이 바라보는 인삼은 이렇게 대단한 것이었다.

이 밖에 고려 고종 때 대장도감에서 발간한《향약구급방(鄕藥救急方)》이라는 책에 인삼에 대한 기록이 있으며,《문헌비고(文獻備考)》와 이수광이 쓴《지봉유설》에도 인삼에 대한 기록이 있다. 중국에서 고려 인삼에 대한 기록은 양나라 도홍경(陶弘景)이 저술한《신농

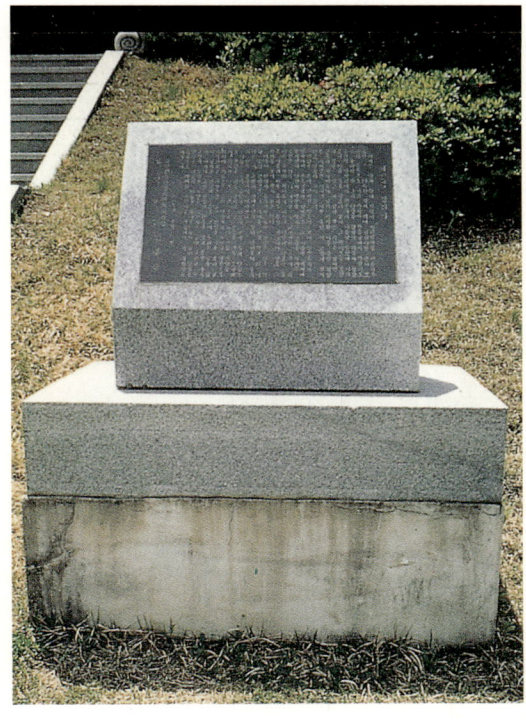

금산 인삼의 유래비

본초경집주(神農本草經集註)》와 《명의별록(名醫別錄)》에 수록되어 있고, 수나라 《한원(翰苑)》과 진나라 《국정백록(國定百錄)》, 1123년 서긍(徐兢)이 쓴 《선화봉사고려도경(宣和奉使高麗圖經)》 등에 고려인삼에 대한 기록이 있다.

삼의 명칭

삼은 인삼의 본딧말이며 속어로는 '심'이라고도 한다. 삼이라는 말은 아직도 농가에서는 '삼밭' '삼씨' '삼장' '삼캔다' '삼깎는다' 등으로 널리 쓰이고 있다. '심'이란 말도 '심마니' '심메마니' '심봤다' '심좋다' 등으로 쓰이고 있다.

인삼이라는 말은 뿌리 모양이 사람의 형상을 하여 붙여진 이름으로, 재배삼이 나오기 훨씬 전부터 사용되었다. 우리나라에는 조선 후기까지 재배삼이 없었다. 그런데도 통일신라시대부터 문헌에 '인삼(人蔘)'이라고 표기된 것을 보면 인삼이 본래 재배삼을 일컫는 말이 아니라 산삼을 지칭하는 말이라는 것을 알 수 있다.

조선 후기부터 삼 재배가 확산되고 재배삼이 대량으로 생산·보급되면서 처음에는 '가삼(家蔘)'이라고 부르던 것이 차츰 인삼으로 불리게 되었다. 따라서 본래 인삼이라고 하던 천연삼은 산삼이라고 불리게 되었고 인삼은 재배삼의 대명사가 되고 말았다.

삼의 명칭은 시대와 상황에 따라 다양하게 변천되어왔다. 삼은 생육된 장소에 따라서 이름이 다르게 불렸다. 깊은 숲 속에서 자생하며 성장한 삼을 산삼(山蔘) 또는 야삼(野蔘)이라고 한다. 논이나 밭에다 전포(田圃)를 만들고 씨를 뿌려 자라게 한 뒤 수확한 것을 포삼(圃蔘) 또는 가삼(家蔘)이라고 한다. 포삼 중에서 좋은 땅에 심었다가 캔 것은 양삼(養蔘) 또는 양직(養直)이라 하고 보통 밭에 심은 것은 직삼(直蔘) 또는 토직(土直)이라 한다.

밭에서 캐내어 깎지 않고 말리지 아니한 것을 수삼(水蔘)이라 하고, 햇볕에 말린 삼을 백삼(白蔘)이라 하며, 솥에 넣고 쪄서 말린 것

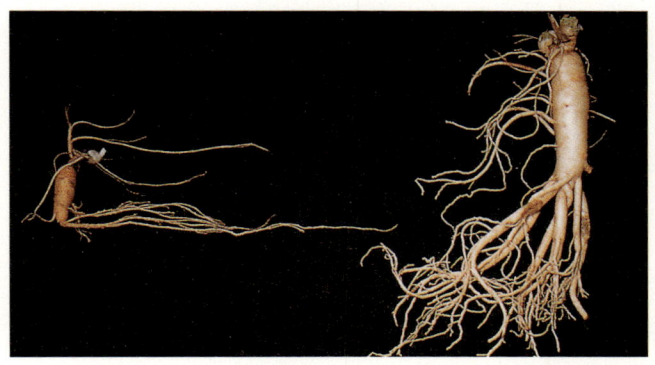
왼쪽부터 약 10년생 산삼과 6년생 인삼

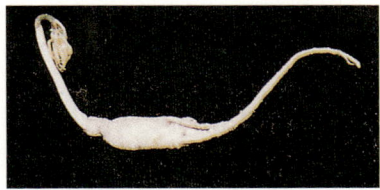
7년생 산양산삼

을 홍삼(紅蔘)이라 한다. 이것은 모두 가공 여부에 따라 붙여진 이름이다.

생산지역에 따라 지명을 따서 개성에서 생산된 삼을 송삼(松蔘)이라 하고, 금산에서 생산된 삼을 금삼(錦蔘)이라 한다. 평북 강계나 강원도에서 생산된 삼을 강삼(江蔘)이라 하고, 강원도 인제에서 생산된 삼을 기삼(麒蔘)이라 한다.

그러나 지금은 재배 여부에 따라 논밭에서 재배한 삼을 인삼, 산에서 천연적으로 자란 삼을 산삼이라 한다. 산삼이 귀하고 값이 비싸자 사람들은 산에다 삼씨나 1년생 세근을 심어두었다가 캐내기도 하는데, 이러한 삼을 산양산삼(山養蔘)이라 한다. 우리나라 삼을 외국에서는 고려인삼 또는 고려산삼이라고 한다.

한국 삼의 분포

삼은 한반도와 중국 만주지방, 러시아 연해주 일부 지역에서만 생육한다. 이 가운데 약효가 가장 좋은 삼은 한반도 남부지방에서 생산되는데, 이는 기후와 토질이 중요한 역할을 하기 때문이다. 심산유곡에서 천연적으로 자라나는 산삼은 그야말로 산삼이 자라기에 알맞은 환경이 되지 않으면 성장할 수 없다.

우리나라의 삼은 예부터 고려인삼이라고 해서 주변에 있는 국가

들이 계속 탐을 내어 조공을 바칠 때 첫 번째로 손꼽히는 특산품이었다. 그래서 관에서는 삼이 생산되는 지역을 조사해 관리했다.

조선시대 성종 때부터 편찬하여 중종 25년(1530)에 완간된 《신증동국여지승람(新增東國輿地勝覽)》을 보면 고을마다 토산품으로 인삼이 생산되는 곳을 표기해놓았다. 이를 종합하여 정리하면 다음과 같다.

경기도 영평 가평 삭녕
충청도 청풍 단양 괴산 청주 옥천 진천 영동 황간 청산 충주 영춘
전라도 무주 운봉 장수 진산 강진
경상도 영천 안동 영해 청송 예천 풍기 의성 영덕 봉화 진보 비안 예안 신녕 의흥 합천 칠원 상주 대구
강원도 강릉 삼척 양양 평해 간성 고성 통천 흡곡 원주 영월 정선 평창 인제 횡성 철원 춘천 회양 양구 금성 금화 안협 평강 울진 낭천 이천
황해도 서흥 안악 수안 곡산 토산 신계 우봉
평안도 창성 성천 순천 개천 덕천 은산 영변 희천 운산 태천 영원 벽동 위원 강계 삭주 귀성 곽산 양덕 이산
함경도 함흥 영흥 정평 고원 안변 덕원 문천 북청 홍원 삼수 단천 경성 명천 부령 회령 종성 은성 경원 경흥 이성 길성

이상 조사된 것을 한국지도를 놓고 살펴보면, 1530년까지 현재의 전라남도, 전라북도 서남지역, 충청남도 서북부지역, 경상남도, 경기도 일원, 황해도 서부지역, 평안남북도 서부지역에서는 인삼

이 생산되지 않았음을 알 수 있다.

여기서 또 하나 주목해야 할 것은 해방 전후까지 인삼 생산지로 유명한 개성과 금산 지역이 그 당시까지 인삼이 생산되지 않았음을 알 수 있다. 이는 재배인삼의 생산지인 개성과 금산이 시대적으로 훨씬 나중에 인삼 생산지로 떠오른 것으로 확인할 수 있다.

따라서 천연적인 산삼은 산악지역을 중심으로 자생하였음을 알 수 있다. 《신증동국여지승람》이 발간되고 약 300년 뒤인 정조 때 서유거(徐有榘)가 저술한 《임원십육지(林園十六志)》에 나타난 인삼 생산지를 보면 다음과 같다.

경기도	영평
충청도	청풍 단양 괴산 청주 옥천 진천 영동 황간 청산
전라도	무주 운봉 장수 진산 강진
경상도	영천 안동 영해 청송 예천 풍기 의성 영덕 봉화 진보 비안 예안 신녕 의흥 합천 칠원
강원도	강릉 삼척 양양 평허 울진 간성 고성 통천 흡곡 원주 영월 정선 평창 인제 횡성 홍천 철원 춘천 회양 양구 금성 금화 하천 안협 평강
황해도	서흥 안악 수안 곡산 토산 신계
평안도	창성 성천 순천 개천 덕천 은산 맹산 영변 희천 운산 태천 영원 벽동 초산 위원 강계 삭주
함경도	함흥 영흥 정평 고원 안변 덕원 문천 북청 이원 홍원 갑산 삼수 단천 경성 명천 길주 부령 회령 종성 은성 경원 경흥

지금부터 200여 년 전의 인삼 생산지도《신증동국여지승람》에 기록된 바와 크게 변화가 없다. 여기에도 개성과 금산은 나타나지 않은 것을 보면 우리나라 재배인삼은 역사가 200년도 되지 않았음을 알 수 있다. 그리고《신증동국여지승람》에 생산지로 기록되었던 지역이 많이 빠졌음을 알 수 있다.

즉, 경기도 가평·삭녕, 충청도 충주·영천, 경상도 상주·대구, 강원도 낭천·이천, 황해도 우봉, 평안도 귀성·곽산·양덕·이산, 함경도 이성·길성 등에서는 인삼이 생산되지 않음을 볼 수 있다. 또 한편으로는《신증동국여지승람》에 인삼 생산지로 기록되지 않았던 강원도 홍천·하천, 평안도 맹산·초산, 함경도 이원·

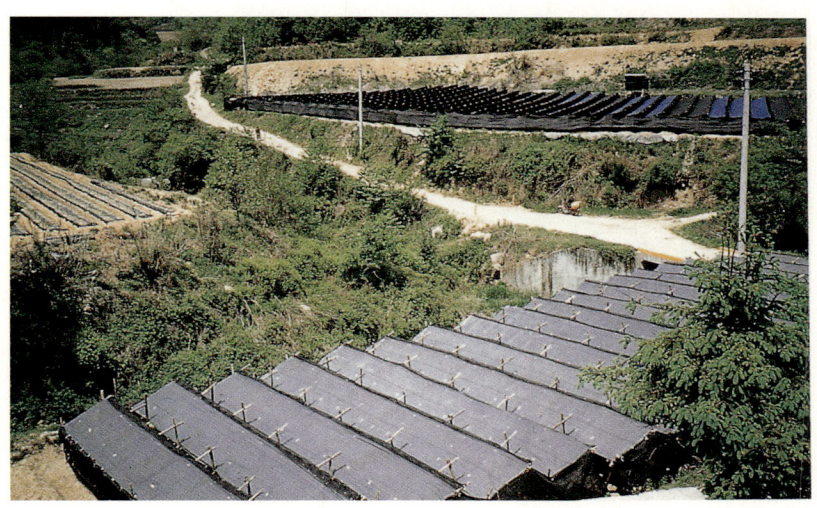

인삼을 재배하고 있는 삼포

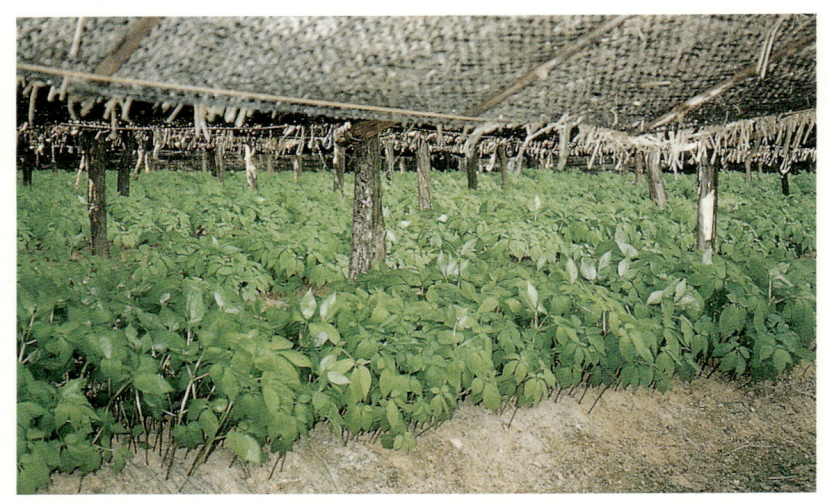

삼포 안에서 생육하고 있는 인삼

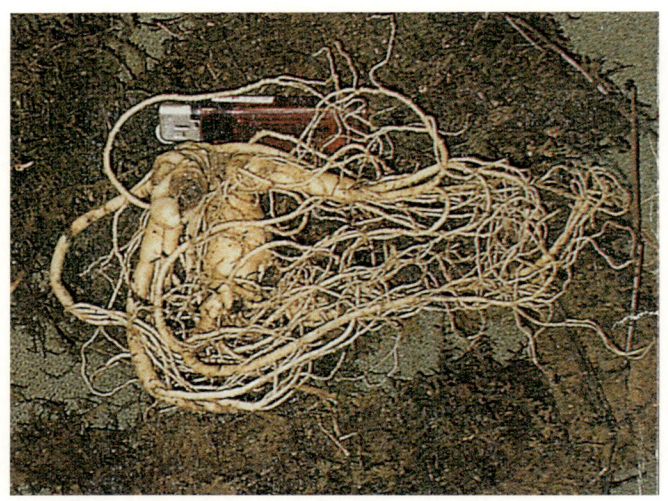

십(十)자형 산삼이 똬리를 틀고 있는 모습

갑산·길주 등이 새로운 인삼 생산지로 등장했음을 알 수 있다.

산삼의 특성

산삼은 지혜로운 상약초 식물이다

산삼은 산삼의 열매나 인삼의 열매, 산양산삼의 홍숙된 열매 등을 따먹는 조류와 산짐승이 열매를 산으로 옮김으로써 봄에 산삼으로 태어나는 것으로 보인다.

이렇게 태어난 산삼은 지상부가 발달하기 전에 먼저 땅속에서 지하부인 뿌리가 만들어지고 그다음 뿌리 위쪽부터 딱딱하고 스프링처럼 생긴 노두를 만들어 지표면까지 땅을 헤집고 올라온 뒤 그 노두에서 싹이 올라와 지상부를 발달시키게 된다.

노두마디는 뿌리가 땅속 깊이 묻혀 있으면 지표면까지 올라오기 위해 필요한 만큼 여러 마디를 증가시키고, 얇게 묻혀 있으면 지표까지의 높이가 얼마 되지 않기 때문에 필요한 만큼만 발달시킨다.

산삼의 지상부는 처음에는 원줄기에 잎을 한 장만 달고 태어나기도 하고 두 장이나 석 장을 달고 태어나기도 한다. 이는 일조량과 관계가 밀접한데, 일조량이 부족하면 드물게 잎을 한 장만 달고 태어나지만, 보통 석 장을 달고 태어난다.

즉 산삼의 성장속도는 일조량과 관계가 밀접해 일조량별로 모든 것을 조사하기는 어렵지만 지상부가 발달하기 시작하면 그 속도도 비례하여 빨라지는 것으로 보인다. 또 노두의 굵기도 지상부의 발달로 하중이 늘어나면 그에 비례해 굵어진다.

만약 생존본능에 역행해 지상부에 하중이 많은데 노두가 가늘고 길면 비바람에 부러지거나 꺾인다. 그러면 그해에는 광합성작용을 하지 못하여 뿌리에 여러 성분을 많이 저장할 수 없어 헛나이를 먹게 된다.

산삼의 지상부에 봄부터 늦가을까지 잎이 붙어 있는 것이 가장 좋은 산삼이므로 지상부의 잎이 6~7월에 떨어지면 안 된다.

그동안 노두를 뇌두로 보았기 때문에 노두의 수로 삼령을 평가했으나 이제부터라도 바르게 이해한다면 잘못 판단하지 않을 수 있다. 노두는 한자로 갈대 노(蘆)자와 머리 두(頭)자를 쓴다. 이렇게 쓰는 이유는 갈대에는 마디가 여럿 있기 때문이다.

갈대에 마디가 여럿 있는 이유는 첫째, 갈대가 자라는 곳의 토질이 모래가 많기 때문이다. 둘째, 원줄기가 속이 비었으면서 위로 높이 자라 바람에 흔들리는 일이 많고 또 바람에 흔들리면 부러지거나 뿌리까지 뽑힐 수 있는데 마디가 완충작용을 하기 때문이다.

산삼의 노두 역시 삼의 지상부가 바람에 노출되는 경우가 많은데, 이때 스프링 역할을 하기 때문으로 생각하면 된다.

산삼은 잠을 자기도 한다

산삼은 일조량이 변하면 잠을 자기도 하며, 입자가 굵은 토질에서 성장하면 횡취도 있다. 경사면 위에 있는 산삼은 방울이 달리기도 하며, 삼을 옮겨 심으면 잔뿌리가 많이 발달하기도 한다. 생명력이 있는 다른 식물의 뿌리와 엉켜 있어도 잔뿌리가 많다. 이는 영양분 섭취 경쟁을 하기 때문으로 본다.

명현현상을 일으키는 식물

산삼은 재배삼과 달리 먹으면 즉시 반응이 온다. 산삼을 먹는 순간 몸에 열이 나고 화끈거리는 것처럼 느끼게 된다. 산삼을 먹으면 피로감이 사라지고 목이 마르던 사람은 목이 마르지 않게 된다.

몸이 쇠약한 사람이 산삼을 생으로 많은 양을 한번에 먹으면 명현현상이 바로 오며 또 오래도록 나타날 수 있다. 명현현상은 몸의 이상상태가 교정되는 과정에서 나타나는 현기증인데, 마음대로 걸을 수 없을 정도로 심한 경우도 있다. 특히 몸속에 염증이 많다면 생으

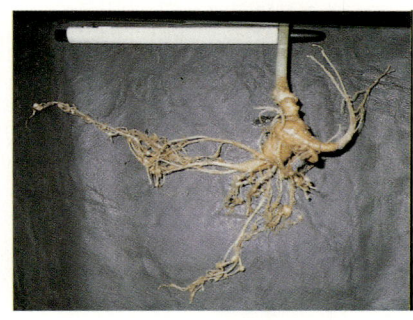

뿌리에 방울이 달려 있는 방울삼

로 먹는 것을 피해야 한다.

산삼과 재배삼

앞에서도 말했지만 인삼은 원래 산삼을 지칭하는 말이었다. 그러나 인삼의 수요에 비하여 물량이 부족하기 때문에 민간에서 인삼 재배 연구를 계속한 것으로 보인다.

이시진(李時珍)이 쓴 《본초강목(本草綱目)》에 보면 1590년경에 인삼을 재배하였다는 기록이 있지만 이는 믿을 수 없다. 경북 영주군 순흥 문화유적관리사무소에서 발행한 팸플릿에 보면 주세붕(周世鵬)이 풍기군수로 있던 1542년(중종 37)에 처음으로 풍기군에서 인삼을 재배하였다고 한다. 충남 금산군 남이면 개삼터 비석에 따르면 백제 때 강처사가 인삼을 처음으로 재배하였다고 한다. 하지만 필자의 견해로는 모두 불분명한 기록으로 본다.

《문헌비고》에 보면 전라도 동복현(현재 화순군 동복면)에 사는 한 여자가 산중에서 삼씨를 구하여 밭에 심었는데, 이를 최씨라는 이가 다시 파종하니 이것이 가삼(家蔘)의 시초였다고 기록되어 있다.

《문헌비고》가 영조 46년(1770)에 완성되었음을 감안한다면 이시진이 쓴 《본초강목》에서 지적한 대로 16세기경부터 인삼을 재배하였는지도 모른다.

그러나 중종 25년(1530)에 간행된 《신증동국여지승람》이나 정조 때 서유거가 쓴 《임원십육지》에 인삼재배지로 유명한 개성이나 금산이 들어 있지 않은 것을 보면 《본초강목》의 기록은 오류일 확률이 높다. 그렇다면 1770년에 간행된 《문헌비고》의 기록대로 전라도 동복현 최씨가 인삼재배를 처음 시작했다고 할 수 있다.

《속전(俗傳)》에 따르면, 동복현의 한 부인이 아들이 없어서 늘 하늘에 기도하였다. 이 부인이 하루는 밤에 꿈을 꾸었는데 백발노인이 나와서 말하기를 '네가 어느 산으로 오면 반드시 귀한 아들을 얻으리라'고 하였다.

부인은 이상했지만 기뻐하며 노인이 말한 산중으로 가서 찾았으나 아이는 없고 빨갛게 익은 삼 열매가 보였다. 부인이 그것을 캐었더니 뿌리의 형상이 옥동자와 같았다. 부인은 그것을 가지고 가서 씨는 심고 뿌리는 약으로 남편에게 먹였더니 1년 뒤 아들을 낳고 삼도 잘되어 부자가 되었다.

이를 다시 최씨가 재배한 뒤 조선의 삼이 천하에 귀한 것이었으므로 청나라에 가서 팔았다. 청나라에서는 아편에 병든 사람이 인삼을 약으로 썼으므로 고려인삼을 아주 귀한 보물처럼 여겼다. 그러나 간혹 그것을 먹고 중독되는 일이 있어서 최씨는 다시 증조하여 홍삼을 만들어 팔아 부자가 되었다. 이것이 홍삼의 시초다.

삼신산인(三神山人)이 1928년 개벽사에서 발간한 〈별건곤〉지에 원나라 황제가 고려 조정에 요청하여 인삼을 얻어간 사실을 기록한 것을 보면 고려인삼이 명성을 떨쳤음을 알 수 있다.

그는 연대는 알 수 없으나 동복인삼은 개성상인들이 취종하였고, 상우묘삼(尙又苗蔘)의 종식법은 개성에서 인삼대왕이라 칭하는 손봉조(孫奉祚)의 중조인 손경인(孫景仁)이 처음으로 발명하였다고 한다. 이를 따져보면 우리나라에서는 1828년 손경인이 인삼을 처음 재배했다고 설명할 수 있다.

인삼이라고 하면 본래 야생인 산삼을 말하였으나 산삼 수요가 점점 늘면서 천연적으로 자란 산삼으로는 수요를 감당할 수 없게 되었다. 고려 충렬왕 때부터는 중국의 끊임없는 인삼 조공 요구에 응하고 왕실용으로도 확보하려고 중앙정부에서 각 지방에 인삼을 할당하여 바치게 하였다. 그러면 각 고을의 수령은 백성들에게 인삼채취를 할당하였다.

그 뒤에도 왕실에서는 수시로 인삼을 진상하라고 강요하였다. 강릉부 정선군에서는 평창군 가리왕산에 산삼채취를 금지하는 '강릉부산삼봉표(江陵府山蔘封標)'라는 표석을 세우기도 하였다. 삼폐(蔘弊)가 이만저만이 아니었는데, 인삼을 채취하지 못한 백성들은 고향을 등지기도 하였다. 이와 같이 삼폐를 견디지 못한 백성들은 인삼을 채취해 재배하는 방법을 모색하다가 드디어 인삼재배 기술을 습득하게 되었다.

그 결과 전라도 동복에서 인삼재배에 성공한 뒤 이 기술이 개성으로 전파되었고, 다시 금산과 풍기로 전파되었다고 본다. 강화도와 부여에서는 1950년 6.25전쟁으로 피난 온 개성 사람들이 처음으로 인삼을 재배하기 시작했다. 우리 조상들의 인삼재배 기술은 천혜의 땅과 만나면서 세계적인 명성을 얻게 되었다.

인삼재배 조건은 다음과 같다.

첫째, 연간 평균기온이 9~13.8도이고, 여름 기온은 20~25도가 좋다.

둘째, 연간 강우량은 1,100~1,300mm가 좋고 적설량이 적은 것이 좋다.

셋째, 일조량은 인삼이 반양반음(半陽半陰)을 좋아하므로 하루 중 1/8~1/13의 햇볕이 좋다.

넷째, 토양은 칼륨이 많은 곳이 좋은데 지표면 흙은 사양토(砂壤土)가 좋고 땅속의 흙은 점토가 좋다.

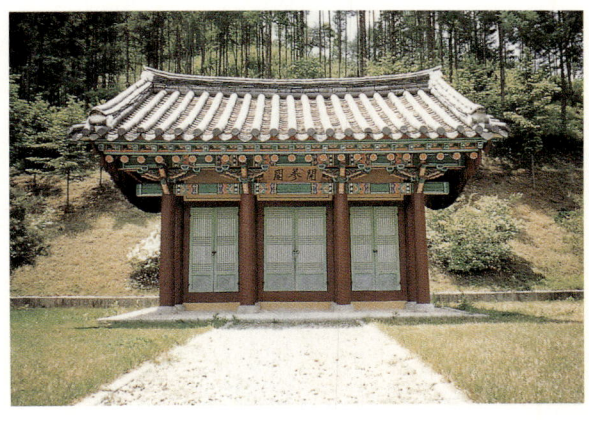

금산에서 인삼을 처음으로 재배했던 개삼터

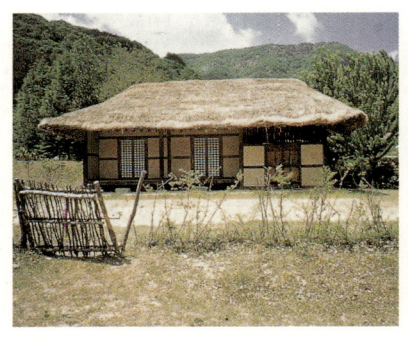 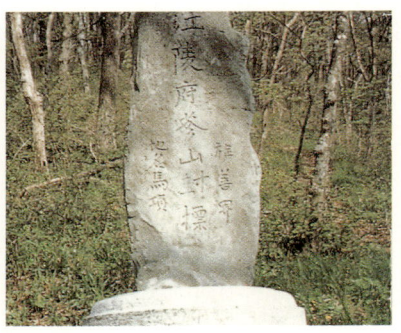

금산 개삼터에서 인삼을 깎던 집 　　　조선시대 심마니들의 입산금지를 알린 표석

　　다섯째, 지세는 동쪽과 북쪽 사이에 있으면서 8~15도 정도 경사진 곳이 좋고 평지라도 배수가 잘되는 곳이면 좋다.
　　현재 우리나라에서는 제주도, 경상남도를 제외한 나머지 지방 어디서나 인삼이 재배되고 있다.

심마니

심마니는 산삼을 캐는 사람을 일컫는 말인데 심메마니라고도 한다. 심메마니에서 '심'은 삼을, '메'는 산을, '마니'는 사람을 의미하는데, 산삼을 캐는 심마니들이 자기네끼리 사용하는 은어다.
　　우리나라에서 산삼을 캘 수 있는 지역은 제주도, 전라남도, 경상남도를 제외한 전역이다. 옛사람들은 산삼을 캘 수 있는 지역으로 함경북도 개마고원 일대, 평안북도 강계지방, 강원도 오대산·설악산·금강산, 전라북도 덕유산·지리산 일대라고 보았다. 그러나 오늘날 산삼은 심산유곡보다 야산에서 더 많이 캐는 것이 심마니들끼리의 공공연한 비밀이다.

심마니들이 산삼을 캐기 위하여 활동하는 시기는 4월부터 11월 초까지 약 7개월이다. 흔히 처서에서 입동까지의 산삼이 약효가 가장 좋다고 하는데, 필자가 보기에는 1년 중 어느 때 채취해도 약효는 큰 차이가 없다.

심마니들은 입산하는 날을 미리 정해놓는데 1, 3, 5, 7, 9 등 양수(陽數)를 택한다. 양수는 액운이 끼지 않고 길한 날이라고 보았기 때문이다. 양수의 날이라도 일진이 호랑이 날(寅日)이라면 피한다. 호랑이는 산신(山神)의 화신이므로 산신을 노엽게 하면 안 된다고 생각했기 때문이다. 그러나 오늘날 심마니들은 이런 것을 따지지 않고 기분이 좋은 날이나 좋은 꿈을 꾼 날은 입산을 한다.

심마니들은 산속에서 맞닥뜨리는 위험이나 외로움을 덜기 위하여 떼를 지어 다닌다. 이때도 양수인 홀수로 무리를 진다.

심마니들은 입산 날짜가 정해지면 그날부터 근신을 한다. 첫째, 살생하지 않으며 사람이나 짐승의 시체도 보아서는 안 된다. 둘째, 고기나 생선같이 비린내 나는 음식을 먹지 않는다. 셋째, 잔칫집이나 초상집에 가지 않으며 상주도 만나지 않는다. 넷째, 여자와 관계를 갖지 않는다. 이러한 금기사항은 입산한 뒤에도 지킨다. 그러나 오늘날 채삼꾼들은 이런 금기사항에 개의치 않는다.

심마니들은 입산하여 채취활동을 시작하면 가급적 말을 하지 않는다. 꼭 할 말이 있으면 은어로 한다. 산신이 살고 있는 곳에서 속된 세상의 언어를 사용하는 것은 신성한 산신에게 불경스러운 일이기 때문이다. 그러나 심마니들이 은어로 말하는 것은 조선시대에 채삼활동을 금지하고 당국에서 심마니들을 계속 감시했기 때문이라는 설도 있다.

심마니들이 입산한 뒤 제일 먼저 하는 일은 모둠이라고 하는 움막집을 짓는 것이다. 모둠은 나뭇가지를 얽어서 짓는데 비바람을 막아주고 동물의 습격을 피하기 위한 것이다. 밤에 잘 때는 모닥불을 피워놓는다. 오늘날은 교통수단이 발달하면서 당일치기를 하는 경우가 많다. 잠을 잔다 해도 천막을 치고 야영을 한다.

심마니들은 산신령의 도움 없이는 산삼을 캘 수 없다고 생각한다. 그래서 심마니들은 입산하자마자 돌로 단을 쌓고 산신령에게 입산제를 지내며 아침저녁으로 산신제를 올린다. 산신제는 샘이나 물가 또는 고목나무 아래나 바위 아래에서 지내는데 다른 사람들이 보면 부정 탄다고 해서 은밀히 지낸다.

심마니들은 산신령에게서 좋은 꿈을 점지받기 위하여 잠을 청한다. 이때 머리는 전에 산삼을 캔 일이 있는 구광 쪽으로 하는 것이 상례다. 그렇지 못한 곳이면 어인마니(심마니 중 우두머리)가 지정해 주는 쪽으로 누워서 잔다.

산삼을 캘 수 있는 길몽과 흉몽은 다음과 같다.

길몽

- 송장을 짊어지고 산에서 내려가는 꿈
- 어린이를 업고 산에서 내려가는 꿈
- 어린이를 끌어안는 꿈
- 산삼이 사람으로 변하는 꿈
- 호랑이가 사람을 물어가는 꿈
- 사람이나 짐승을 살해하는 꿈
- 하늘에서 내려오는 선녀를 안는 꿈
- 돼지를 잡는 꿈
- 백발노인이 무를 주어 받는 꿈
- 피를 흘리며 쓰러지는 시체를 업는 꿈

흉몽

- 어린이를 보고도 업지 못하는 꿈
- 눈 덮인 산을 보는 꿈
- 얼음으로 덮인 산과 들을 보는 꿈
- 얼은 무를 남에게 주는 꿈
- 짚고 가던 지팡이가 부러지는 꿈
- 잡았던 돼지를 놓치는 꿈
- 여자가 나타나서 즐거워하는 꿈
- 개가 나타나서 짖어대는 꿈
- 여자와 함께 놀아나는 꿈
- 타고 있던 호랑이가 빠져나가는 꿈

심마니들은 길몽을 꾸면 즉시 작전(채취활동)으로 들어가지만 흉몽을 꾸면 바로 하산한다.

심마니들은 산삼을 캐기 전에 산삼을 캤을 때 어떻게 처리할지 미리 정한다. 입산하여 캔 산삼을 골고루 나누어 갖는 것을 원앙메라 하고, 산삼을 제일 먼저 발견한 사람이 독차지하는 것을 독메라 하는데, 이것은 일행이 상의하여 결정한다.

심마니들이 산에 들어가서 산삼을 발견하면 큰 소리로 세 번 '심봤다'를 외친다. 독메로 정했을 경우 삼을 발견한 심마니가 '심봤다'를 세 번 외치면 다른 심마니들은 행동을 멈추고 그 자리에 앉는다. 산삼을 발견한 심마니는 자기 시야에 들어오는 산삼을 실로 묶어 표하거나 나뭇가지를 꺾어서 산삼 앞에 표한 뒤 '심메보시오(산삼 캐시오)' 하고 알려준다. 그러면 기다리던 심마니들은 표시되지 않은 산삼이 있는지 살펴보고서 산삼을 발견하면 그것을 캐서 자기 것으로 한다.

심마니들은 산삼을 캐고 난 뒤 단을 만들어 산신령에게 산신제를 올린다. 산삼을 캐고 나서 정성스럽게 제를 올리지 않으면 재앙을 받는다고 생각하기 때문이다. 심마니들은 산에서 은어로 말하는데, 주로 사용하는 은어는 다음과 같다.

> **심마니들의 은어**
>
> - 사람에 관한 것: 심메마니(산삼 캐는 사람), 어인마니(노련한 채삼꾼), 소장마니(젊은 채삼꾼), 몽(꿈), 쥐아미(손), 황득(모닥불), 찌그린다(잔다), 실른다(피우다), 안침하다(휴식하다), 부루치(눈)
>
> - 도구에 관한 것: 마대(지팡이), 주루묵(망태), 놀림대(숟가락), 우렁기(밥공기), 감재비(낫), 잘매(도끼), 모둠(움막), 설피(신발), 더구레(저고리), 주제비(바지), 호련(성냥 부시), 우묵이(바가지), 도자(칼), 산재(젓가락), 새용(놋쇠 냄비)
>
> - 산삼에 관한 것: 심메(산삼), 내피(1년생 산삼), 왕초(큰 산삼), 오구(100~200년생 산삼), 육구(200~500년생 산삼), 마당심(산삼밭), 띠적났다(산삼이 무더기로 났다)
>
> - 음식에 관한 것: 모래미(쌀), 무루미(밥), 수음(물), 백사(소금), 질(된장), 흘림(술), 다부린다(먹는다)
>
> - 짐승에 관한 것: 산개(호랑이), 진대마니(뱀), 넙대(곰), 흑저귀(까마귀), 서산이(쥐), 마당너구리(개), 쿨쿨이 중머리(돼지)
>
> - 자연에 관한 것: 고무(소리), 백운성(계곡), 고분성(줄기), 자래(나무), 찌기(돌), 건들레(바람), 히게(눈), 줄맹이(비), 데팽이(안개), 쨍과리(달), 노리개(해)

산양산삼

오늘날 고려인삼은 재배인삼을 말한다. 재배인삼이 나오기 전까지 고려인삼은 산에서 야생하는 산삼을 가리켰다. 인삼이라는 단어도 본래는 산삼을 말하는 것이었다.

우리나라는 어느 산에서나 산삼이 자랐다. 그러나 고려 충렬왕 3년(1277)부터 원나라의 무리한 요구로 산삼을 마구 캐냄으로써 산삼이 급격히 줄어들었다. 이른바 삼폐가 심하여 고향을 등지고 이향하는 백성도 많았다. 그 결과 산삼이 채취되는 지역도 조선 초기에는 100개 군이었다가 중기에는 53개 군으로 줄어들었다.

뒤늦게 이러한 사실을 파악한 조정에서는 산삼 남획을 금하였고, 마침내 산삼 생산지에 산삼채취를 금하는 봉표(封標)까지 세우게 되었다. 이때부터 산삼은 비밀리에 거래되었고, 고가로 매매되기 시작했다.

산삼채취인들은 산에서 천연산삼을 찾기보다 재배를 하여 수요에 따르려고 재배기술을 개발하였다. 오늘날과 같은 재배인삼이 다량으로 생산되기에 앞서 화전민들은 산삼의 씨를 산에다 뿌려 산삼을 생산하였다. 이것이 이른바 산양산삼(山養山蔘)이다. 산양산삼은 광합성만 잘되면 약효도 산삼과 같다.

물론 일조량에 따라서는 더 오래 기를 수도 있고 평균적으로는 산삼보다 품질이 더 우수하게 기를 수도 있지만 이렇게 기르려면 몸체가 작고 성장속도가 느린 것이 흠이다. 그러나 앞으로는 이렇게 길러야 할 때가 올지도 모른다. 지금보다 연구가 더 많이 진행되어 중요한 성분을 추출하려면 양보다 질이 더 중요하기 때문이다.

많은 이들이 재배하는 방법을 살펴보면, 소비자들이 큰 것을 선호하기 때문인지는 모르겠지만 크게 기르는 방법을 너무 중요하게 생각하는 것 같아 아쉬운 점이 많았다.

그러나 최소한 지금의 산삼처럼이라도 길러야 연구 가치가 많다. 산삼처럼 기르려면 먼저 삼의 잎이 얇고 작아 일조량에 민감하다는 것을 고려하고 광합성을 중요하게 생각해야 한다.

일조량이 너무 부족해도 안 되지만 너무 많아도 화상을 입은 잎이 6~7월에 떨어지는 경우가 많다. 광합성은 봄부터 늦가을까지 이루어져야 사포닌은 물론 비사포닌 성분도 많이 만들어 가을에 뿌리에 저장할 수 있다.

이렇게 하려면 성장속도에 신경 쓰지 말고 자연에 순응하면서

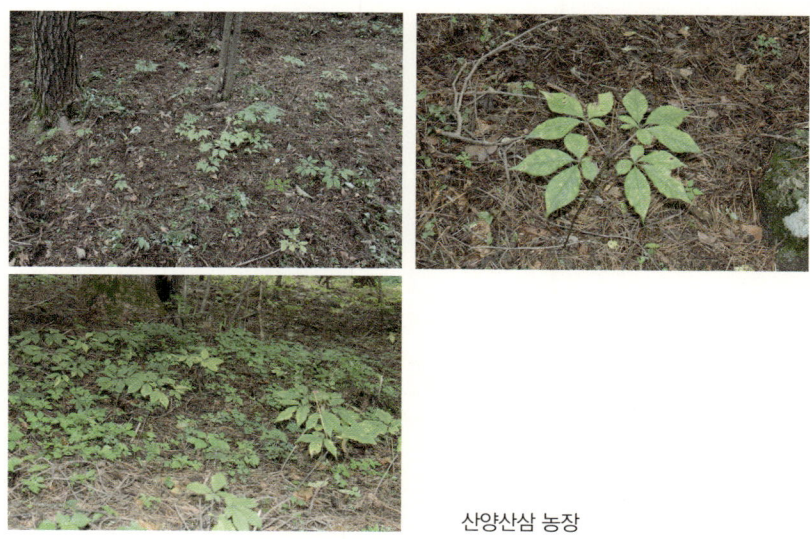

산양산삼 농장

광합성이 잘되도록 혼효림의 숲 속에서 길러야 한다. 혼효림의 숲이란 비낙엽수인 소나무, 잣나무, 전나무 등과 낙엽수인 활엽수가 혼합되어 있는 숲을 말한다. 비낙엽수가 꼭 필요한 것은 이른 봄 연한 삼의 잎이 활엽수의 잎보다 더 일찍 올라올 때 늘 푸른 비낙엽수의 잎이 일조를 막아주어야 하기 때문이다. 특히 소나기가 세차게 내릴 때는 빗물이 삼의 지상부로 직접 내려가 피해를 주지 않도록 비낙엽수의 잎이 완충작용을 해주기도 하고 굵은 빗줄기를 가늘게 여러 갈래로 분산해 이슬처럼 만들어주기도 하기 때문에 침엽수가 꼭 필요하다.

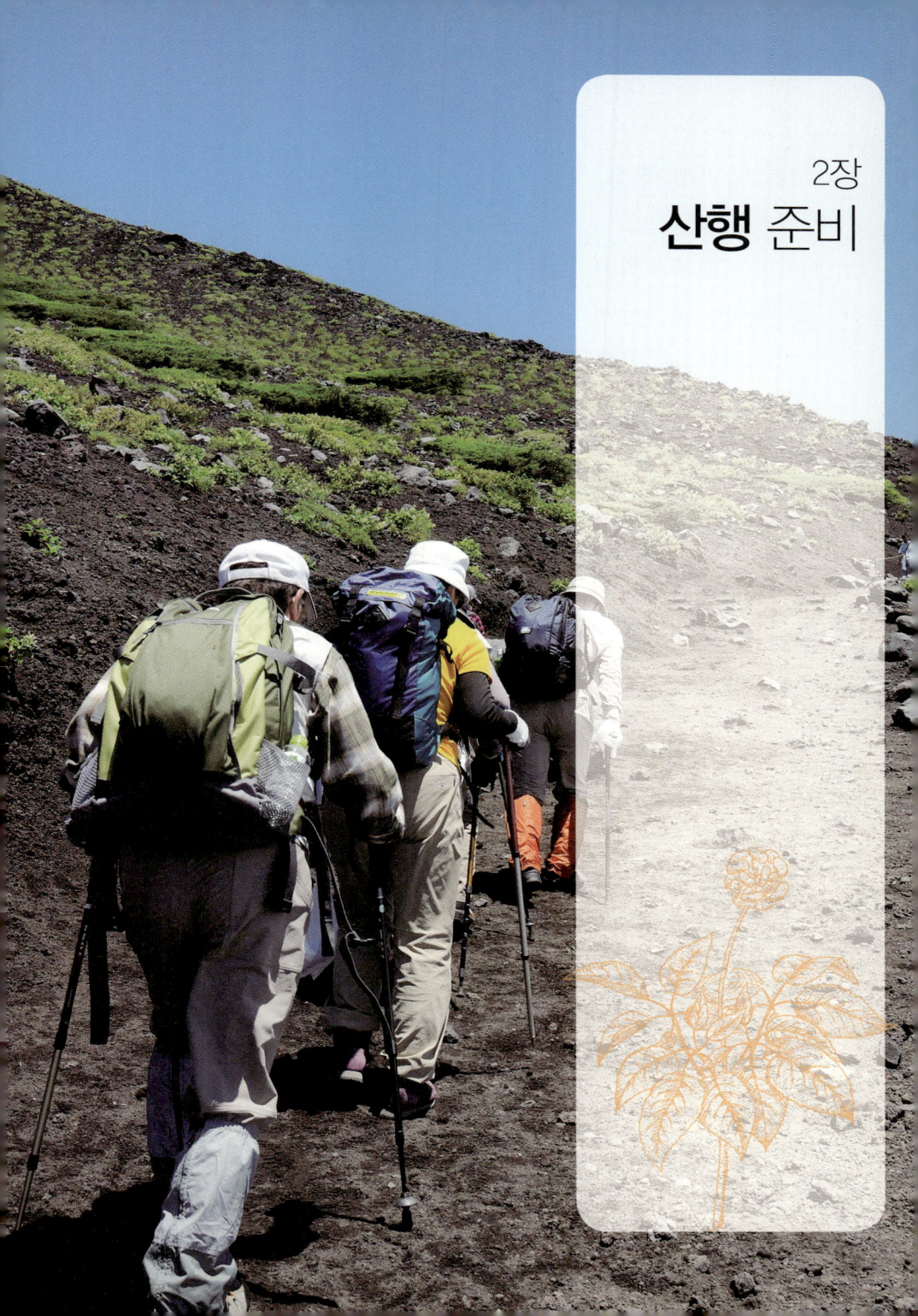

2장
산행 준비

산행을 위한 정찰

산삼을 캐기 위한 산행에는 치밀한 계획과 철저한 정찰과 과학적인 판단이 앞서야 한다. 옛날 심마니들처럼 꿈이나 영감에 따른 산행은 한마디로 무모하다고 할 수 있다. 산에 가서 보면 배낭을 짊어지고 지팡이를 든 채 무턱대고 산을 돌아다니며 산삼이 나타나기를 바라는 이들이 있다. 이런 사람들은 우연이라는 요행이 따라주면 몰라도 산삼을 캐기가 어렵다. 옛말처럼 산신령이 캐게 해준다는 생각은 버려야 한다.

산삼은 심산유곡에 있는 것이 아니다. 산삼은 과거에 인삼 농사 경력이 있는 지역에 있다. 산삼은 산삼의 열매가 되었든 인삼의 열매가 되었든 삼씨가 떨어지는 곳에 있다. 삼씨는 8월경부터 빨갛게 익는데 이것을 까치나 비둘기, 꿩 같은 조류가 따서 먹고 날아가서 배설하는 곳에서 산삼이 자란다.

물론 깊은 산속에서 자생하는 천연산삼의 열매가 떨어져서 산삼이 자라면 더없이 좋겠으나 이른바 원종(原種)이라는 산삼은 거의 멸종되었다고 본다. 그렇다면 재배인삼의 열매를 기대할 수밖에 없다.

실제로 현재 심마니들은 인삼 농사를 한 적이 있는 지역에서 그리 멀지 않은 곳에서 산삼을 채취한다. 꿩은 산자락 근처에 있는 잔솔밭이나 야산에서 살고, 까치는 마을 근처 나무 위에서 산다.

이러한 조류는 삶의 근거지에서 그리 멀리까지 이동하지 않는다.

까치나 꿩 같은 조류는 행동반경이 2km 이내라고 한다. 마을이나 농토 근처에 사는 조류는 절대로 높은 산이나 깊은 골짜기까지 가지 않는다고 한다. 높은 산에는 새매나 독수리같이 사나운 조류들이 살고 있을 뿐 아니라 먹이를 구할 수도 없기 때문이다.

결국 이와 같은 조류들은 항상 깃드는 나무가 있고 즐겨 찾는 곳이 따로 있다. 이런 점으로 볼 때 산삼이 많이 나는 지역은 인삼 농사 경력이 없는 지역이나 설악산, 한라산 같은 명산의 심산유곡이 아니다.

산삼은 몇십 년 전 인삼 농사 경력이 있는 지역에서도 새들이 자주 깃드는 곳에 자생한다. 조류들이 모여드는 곳이라고 해서 꼭 산삼이 자라는 것은 아니다. 조류의 배설물로 떨어진 삼씨가 발아해서 성장하기까지는 까다로운 조건이 따르기 때문이다.

첫째로 바람이 잘 통하는 곳이어야 한다. 겨울에 따뜻하고 여름에 무더운 곳에서는 산삼이 성장할 수 없다. 여름이나 겨울에 시원한 바람이 불어오는 곳이어야 한다. 산 중심에서 동쪽과 북쪽의 사이에 있는 산의 경사면이 좋다.

둘째로 반양반음(半陽半陰)의 땅이어야 한다. 산삼은 너무 건조해도 자랄 수 없고 너무 습해도 성장할 수 없다. 적당히 건조하고 적당히 습한 지역이어야 하는데, 대개 동북간에 있는 산에 침엽수와 활엽수가 2:3으로 배열된 곳이다.

셋째로 남동간에 있는 산이라도 그 아래로 큰 냇물이 흘러서 시원한 바람이 몰아치는 곳이면 산삼이 자생할 수 있다. 또 침엽수가 많은 곳이라도 그 아래에 큰 하천이 있으면 산삼이 성장할 수 있다.

이처럼 방향, 나무 배열, 물과 바람이 산삼 성장의 중요한 조건이 된다. 이러한 조건이 맞으면 산삼이 있고 이러한 조건에서 벗어나면 산삼은 흔치 않다. 이러한 조건을 가장 잘 볼 수 있는 때는 낙엽이 지는 11월부터 이듬해 2월까지다.

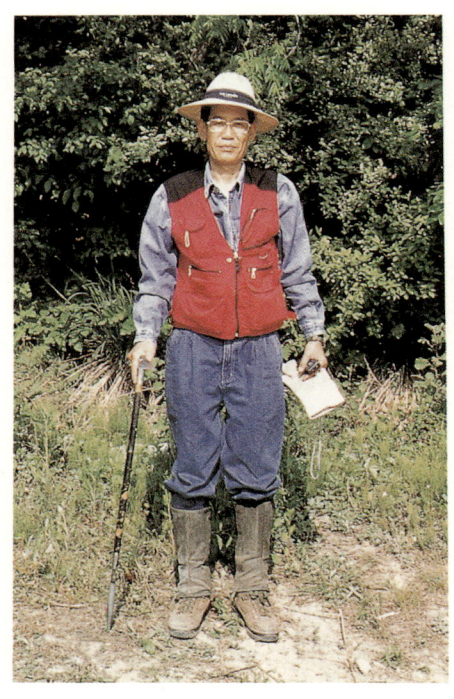

장비를 갖추고 산에 오르는 필자

산삼을 캐고자 하는 이들은 고사를 지내고 좋은 꿈꾸기를 기다리기에 앞서 동절기에 정찰을 하는 것이 중요하다. 현대의 산삼 캐기는 군작전과 같이 정찰, 작전계획, 실전을 원용할 필요가 있다.

전투에서는 적진을 알아야 승리하는 것처럼 산삼 캐기는 산삼이 있는 지형을 읽을 줄 알아야 좋은 결과를 거두게 된다.

마음의 준비

산삼채취를 위한 산행 준비는 빠르면 3월 말에 시작된다. 그러나 산삼을 발견해서 캐려면 산삼의 새싹이 돋아나는 4월 말 이후부터 시작하여 5월 중순경 본격적으로 산행하면 된다. 윤달이 들었을 경우 보름쯤 늦추는 것이 계절의 순리다.

정찰이 끝나고 목적지가 결정되었다 해도 서두르지 않는 것이 채삼꾼의 기본자세다. 그래서 옛날 심마니들은 마음을 정돈하고 산신령의 도움을 받기 위하여 목욕재계한 다음 정화수를 떠놓고 산삼 캐기를 기원한 것이다. 이것을 미신행위로 볼 수도 있지만 마음을 단단히 하는 기본자세이기도 하다.

오늘날도 이와 같은 마음의 정돈과 집중력이 필요하다. 단번에 일확천금을 얻겠다고 허황된 생각에 젖어 있거나 요행을 기다리며 망상에 잠겨 있는 사람에게는 산삼이 보이지 않는다. 채삼꾼들이 하는 이야기이지만 산삼을 캐서 부모님에게 드린다거나 병에 걸린 이웃 사람에게 주겠다는 사람들이 산삼을 잘 캐는 것을 볼 수 있다. 산삼은 이런 이들에게 먼저 찾아오는 것 같다.

  산삼을 캐려면 마음을 깨끗하게 해야 한다. 옛날 심마니들에게는 금기사항이 많았다. 철저히 근신생활을 해야 하는 것이다. 살생은 물론 사람이나 짐승의 시체도 보지 않으며 술을 삼가고 육류나 생선같이 비린내 나는 것을 입에 대지 않았다. 그리고 잔칫집, 초상집, 제삿집에도 가지 않고 상주도 만나지 않으려 했으며, 제사 음식도 먹지 않았다. 심지어 자기 집의 부정을 막기 위하여 대문 앞에 황토를 퍼다 놓고 금줄을 치기도 했다.

  과학의 시대에 굳이 그렇게까지 할 필요는 없다고 해도 마음을 비우고 깨끗하게 하는 것은 산행을 하는 데 필수적인 자세라고 하겠다.

  지나친 욕심 또한 버려야 한다. 욕심은 머리를 혼란하게 한다. 욕심이 앞서면 눈앞이 보이지 않는다. 욕심이 가득한 채 산행을 하면 사고를 만나게 될 확률이 높다. 마음을 비우고 산행을 하면 그만큼 마음이 안정되고 행동이 여유롭다. 그렇지 않으면 산에서 만나는 돌발 사태에 당황하게 되고, 마침내 낭패에 이르는 경우를 종종 볼 수 있다.

  산에는 사나운 맹수도 있고 독사나 벌떼도 있다. 그들과 마주쳤을 때 마음의 여유가 없으면 비참한 지경에까지 이르게 된다. 마음을 비우고 여유롭게 산행하면 앞을 미리 내다보게 되며, 어려운 상황이 다가와도 슬기롭게 대처하고 극복하게 된다. 초보자일수록 깨끗하고 순수한 마음으로 산행해야 한다. 종교가 있는 사람은 자기가 섬기는 신에게 모든 것을 맡기고 홀가분한 마음으로 산행에 임하는 자세가 필요하다.

다음으로는 체력단련을 꾸준히 해야 한다. 겨우내 방 안에 웅크리고 있다가 갑자기 무리하게 산행하면 과로로 신체에 이상이 생겨 산행을 중지해야 하는 경우도 있다. 특히 퇴직하고 난 뒤 심심풀이 삼아 심마니로 입문하는 이들은 그만큼 신체가 노쇠한데다 무리한 산행이 겹치면 육신에 장애가 오기 쉽다. 그러므로 겨울 석 달 동안 꾸준히 운동하면서 마음의 여유를 가지고 산행 준비를 하는 것이 현명하다.

산에 가면 누구나 욕심이 생긴다. 산에 처음 가는 이들은 산삼을 찾는다고 자신을 돌보지 않거나 과욕을 부리지 않도록 경계해야 한다.

결론적으로 말하면 산행하기 위해서는 몸과 마음을 홀가분하게 하고 산에서 쉽게 적응하도록 심신을 꾸준히 단련해야 한다. 산에서는 언제나 준비하고 계획하며 여유 있는 자만이 좋은 결과를 손에 쥐게 된다.

준비물 챙기기

산삼을 캐기 위한 산행은 등산객들의 산행과는 다르다. 등산객은 등산로를 따라 걷고 난관에 부딪히면 동행하는 등산객이나 다른 등산객 누구에게라도 도움을 요청하면 된다. 등산로에는 언제나 오고 가는 등산객들이 있기 때문이다. 예를 들어 염치없는 사태가 벌어져도 누군가의 도움을 받을 수 있으므로 준비가 소홀해도 큰 무리가 없다고 할 수 있다.

그러나 채삼꾼들은 예기치 않은 사태가 발생할 수 있다는 사실을 명심해야 한다. 산에서 길을 잃을 수도 있고, 맹수나 독사, 벌 같은 동물을 만날 수도 있으며, 험난한 지역에 들어가서 보행이 어려운 사태가 벌어질 수도 있다. 갑자기 곽란이 나고 다리에 쥐가 나서 어려움을 겪을 수도 있다.

산삼을 발견해도 나무뿌리 사이에 있거나 바위 사이에 있어서 채취하지 못할 수도 있다. 이렇듯 자연으로부터 닥쳐오는 난관을 극복하고 산삼을 채취하려면 충분히 준비해야 한다. 채삼꾼들의 산행에 필요한 준비물은 다음과 같다.

복장   등산복 차림이 좋다. 아래에는 청바지를, 위에는 청남방을 입고 등산조끼를 입는 것이 좋다. 조끼에는 워키토키, 등산용 칼, 구급약, 물, 나침반 등을

	넣기 좋다. 다리에는 각반을 찬다.
신발	두꺼운 양말을 신고 그 위에 등산용 스타킹을 신은 다음 반드시 방수가 되는 등산화를 신는다.
모자	채삼꾼은 밀림 사이를 다니기 때문에 모자가 필수적인데, 밀짚모자가 좋다. 맹수를 만났을 때 자신을 커보이게 함으로써 공격을 면할 수 있다.
나침반	산행을 하다가 방향을 잃었을 때나 외지에서 산삼이 있는 동북간을 파악하지 못할 때 필수적이다.
등산용 지팡이	산행에 가장 도움이 되는 물건이다. 뱀이나 맹수를 물리칠 때도 필요하지만 산삼을 캘 때 곡괭이로 쓸 수 있다. 등산용 지팡이가 있으면 곡괭이가 따로 필요 없다.
비닐우의	갑자기 소나기를 만났을 때 몸을 보호할 수 있다. 산에서 비 맞은 옷을 입고 있으면 거동이 불편하고 건강에도 좋지 않다.
워키토키	깊은 산에서 등성이 하나만 넘으면 나무 두들기는 소리가 들리지 않고 휴대전화도 무용지물이 되는 경우가 많다. 본격적이고 전문적인 채삼꾼이 되려면 워키토키를 사용해야 한다.

나침반

워키토키와 모자

곡괭이	산삼을 캐는 데 꼭 필요한 도구다. 스텐으로 지팡이와 곡괭이 기능을 갖춘 지팡이를 만들어서 소지하면 편리하다.
톱	나무뿌리 사이에서 자라는 산삼을 안전하게 캐는 데 필요하다.
에프킬라	벌 같은 곤충을 만났을 때 퇴치용으로 필요하다.
등산용 칼	비상시를 위하여 준비해야 한다.
가죽장갑	가시나무가 많은 곳을 지날 때 꼭 필요하다.

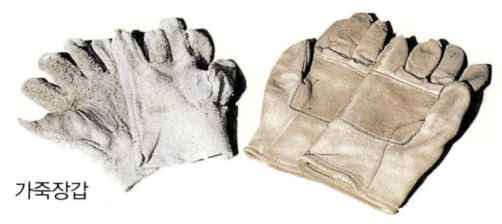

곡괭이

가죽장갑

배낭(망태)	산삼을 캐서 넣고 이동하는 데 필요하다. 요즘에는 대체로 비닐봉지를 많이 사용한다.
망원경	멀리 있는 산삼 자생지를 파악할 때와 길을 잃었을 때 필요하다.
사이다	벌이나 뱀에 물렸을 때 응급조치에 필요하다.
물	산행을 하면 땀을 많이 흘리고 갈증이 나므로 꼭 필요하다.
소금	여름철 땀을 많이 흘렸을 때 탈진할 수 있으므로

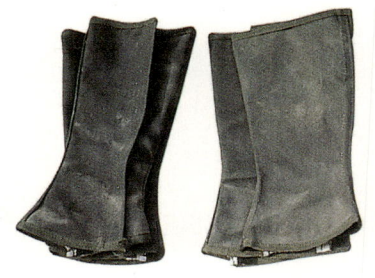 각반
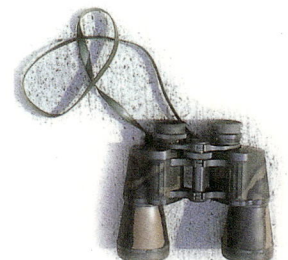 망원경

	소금이 약간 필요하다.
사탕	피로하거나 심심할 때 먹으면 좋다.
구급약	밴드, 소화제, 과산화수소, 붕대 약간
모종삽	산삼을 캘 때 아주 유용하다.

구급의 지혜

* 벌에 물렸을 때: 과산화수소나 사이다
* 뱀에 물렸을 때: 사이다, 돼지비계 씹어서 문지르기

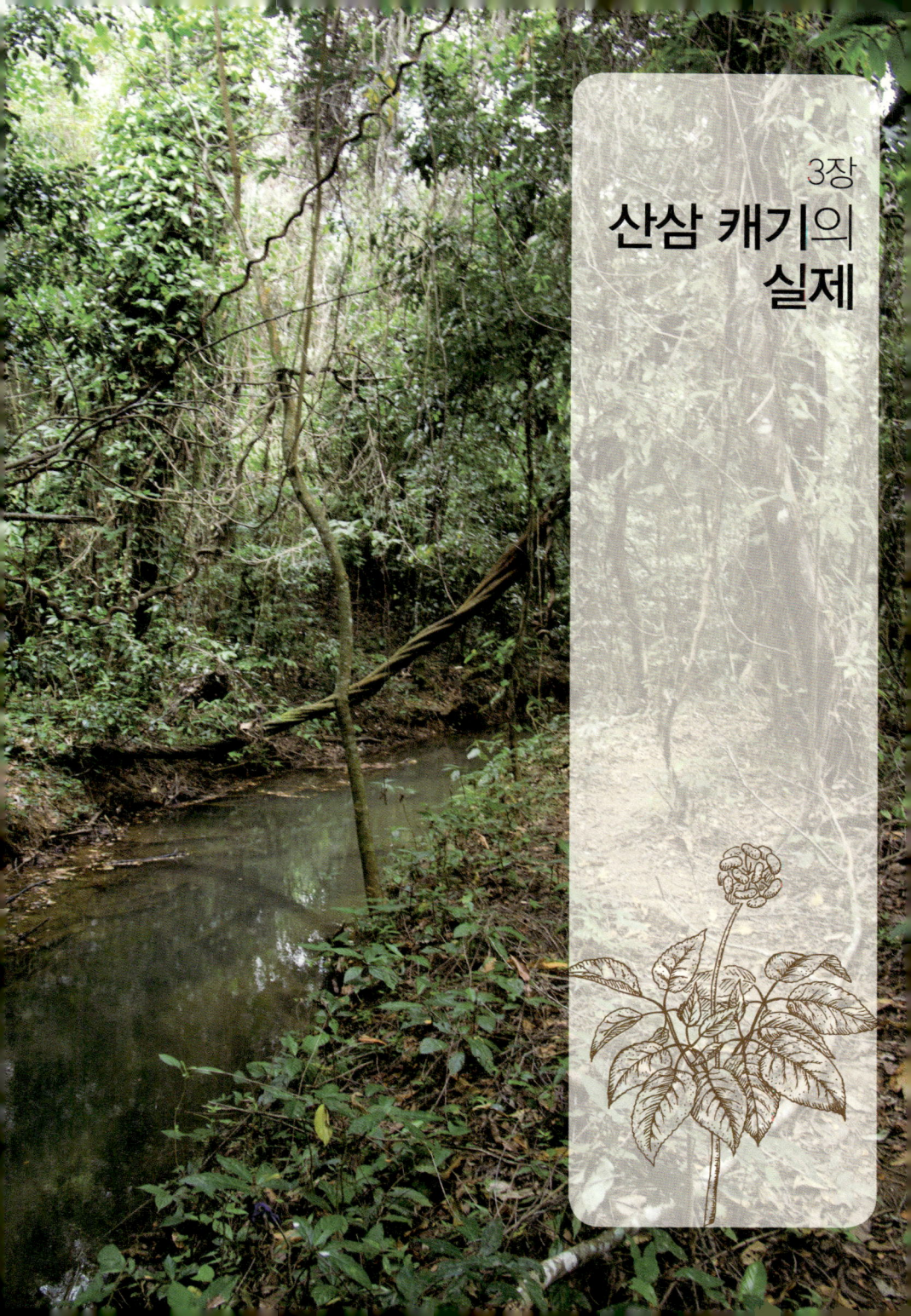

3장
산삼 캐기의 실제

산삼 캐기 작전계획

오늘날 산삼을 캔다는 것은 군대의 작전과 같다. 작전에서 승리하려면 정확한 정보가 있어야 하고 무기가 좋아야 하며 작전능력이 뛰어나야 한다. 산삼 캐기도 마찬가지다. 산삼이 어느 산, 어느 곳에 있는지 알아야 하고, 산행에서부터 산삼을 캐는 데까지 장비가 좋아야 하며, 산삼을 찾아가서 다치지 않게 캐서 돌아와야 한다.

이 가운데서 산삼의 위치를 파악하는 일이 제일 중요하다. 사실, 산삼의 위치만 파악된다면 산삼을 캐는 일은 문제도 아니다. 그래서 옛날 심마니들은 술과 고기와 여자를 멀리하며 좋은 꿈을 꾸기를 소망했다. 산행 전에 근신하여 산신령에게 산삼을 캘 수 있도록 정성을 드리면 산신령이 꿈으로 계시해주는 줄로 알았다. 이러한 전통은 오늘날에도 그대로 이어져 꿈이 좋으면 산에 오르고 꿈이 나쁘면 입산을 포기하는 사람이 많다.

오늘날 채삼꾼들 가운데도 전근대적인 사고방식을 가지고 산에 가는 이들이 많다. 그러한 산행은 거의 실패로 끝나고 만다. 겨울철 정찰활동을 하면서 과학적으로 판단하고 미리 목적지를 결정해야 한다.

목적지가 결정되면 그곳에 도착하여 산삼을 발견하기까지 민첩하고 신속하게 행동해야 한다. 요즘은 거의 자가용을 가지고 있고 웬만한 산에는 소방도로가 만들어져 있어서 옛날처럼 산에다 움막을 짓고 야영하며 입산제를 지내고 길한 꿈을 꾸기를 바랄 필요는 없다. 자동차로 다니면서 미리 봐둔 장소에 빠르게 접근하는 방법을 마련해야 한다.

이때 산삼 캐러 가는 일행에 따라서 행동반경이나 채취활등이 달라진다. 전에는 화전민 가운데서 이른바 어인마니라고 하는 심마니가 일행을 모았으며 그의 지시를 따랐다. 오늘날에도 그와 같은 조직이 필요하다. 산삼채취대를 구성한 뒤 그중 경험이 많은 사람을 대장으로 정해 그의 지시를 따르는 것이 좋다.

현대의 채삼꾼들은 대체로 네댓 명이 한 조가 되어 리더 격인 대장의 지휘를 받으며 채취활동을 한다. 그러나 최근에는 부부가 한 조를 이루어 산삼을 캐러 다니는 광경도 흔히 볼 수 있다. 예전에는 여자가 산에 오르면 산신령이 노해서 산삼을 보여주지 않는다는 속설이 있었으나 이제는 지난 얘기가 되었다.

부부가 한 조가 되어 산에 오르다 보면 사랑으로 하나가 되기도 하지만 그보다 더 중요한 것은 산삼 군락지를 발견하였을 때 부부만이 알고 몇 년 동안 자기네 농장처럼 여기며 채삼활동을 할 수 있다는 것이다.

어쨌든 산삼채취대가 구성되면 목적지 가까운 곳까지 자동차로 들어가서 진격해야 한다. 산행을 오래 하려면 체력이 많이 소모되므로 미리부터 잘 먹고 체력을 단련해야 한다. 앞에서도 말했지만 심마니들은 산신령이 노한다고 하여 육류나 비린내 나는 생선을 금기시하였다. 하지만 오늘날의 채삼꾼들은 이와 같은 미신에 사로잡힐 필요가 없다.

  필자는 과거의 심마니들과 달리 될 수 있으면 잘 먹고 체력을 단련한 다음 산행을 단행한다. 때로는 무리한 산행이 이어져도 체력이 떨어져 낭패를 당하는 일이 없게 하기 위해서다. 그와 같은 금기사항을 깨면 산삼을 캘 수 없는 것으로 여기는 관념에서 벗어나야 한다.

  복장도 산에서 활동하기에 좋은 등산복을 입어야 한다. 저고리 위에는 반드시 조끼를 입어야 한다. 조끼는 산행에 필요한 소도구를 가지고 다니는 데 편리하다. 나침반, 워키토키, 등산용 칼, 에프킬라, 구급약, 물 등을 가지고 가는 것이 필수적이다.

  맹수들이 자신을 두려운 존재로 보게 하려면 밀짚모자를 쓰는 것이 좋다. 밀짚모자를 쓰면 동물에게 자신의 몸이 크게 보이게 할 뿐 아니라 잡목 사이를 다닐 때 얼굴을 보호하는 데도 아주 좋다.

  허리에는 반드시 수건을 차야 한다. 땀을 많이 흘렸을 때 탈진을 막기 위하여 소금도 약간 필요하고, 피로했을 때 먹을 사탕도 몇 개 준비해야 한다. 멀리까지 정찰하려면 대원 가운데 한 사람은 망원경을 소지해야 한다.

  지팡이는 막대로 만든 것보다 등산 장비점에서 파는 쇠로 만든 것이 좋다. 지팡이는 등산할 때는 보조도구가 되고, 산삼을 캘 때는 곡괭이가 되며, 맹수를 만났을 때는 무기가 되기 때문이다.

이처럼 장비는 모두 현대화해야 한다. 전쟁에서 무기가 좋아야 승리하는 것처럼 산삼을 채취하는 데도 장비가 좋아야 한다. 자동차로 잠깐이면 가는데 체력을 소모하며 몇 시간 걸어서 들어간다면 벌써 시간적으로 작전이 잘못된 것이다.

장비가 모두 준비되었으면 산행을 계획해야 한다. 대장은 산행 날짜와 시간을 정하고 장소를 정한 다음 동행할 대원을 물색해야 한다.

보통 산행은 4월부터 계획하지만 고사리가 올라올 때부터 낙엽이 완전히 질 때까지 산행을 할 수 있다. 물론 경험이 많은 심마니들은 삼잎이 떨어진 삼대만 봐도 삼을 알아본다고 하지만 초심자들은 거의 불가능한 일로, 삼대에 삼잎이 붙어 있을 때까지만 식별할 수 있다. 흔히 4월 초부터 11월 말까지 7개월 동안을 산삼채취 기간이라고 하지만 이것도 지역에 따라 다르다.

과거 심마니들은 손 있는 날과 손 없는 날을 따져서 손 없는 날에 산에 가고 손 있는 날과 호랑이날은 피했다. 그리고 대장 격인 어인마니가 전날 밤 꿈을 잘못 꾸거나 기분이 나빠도 산행을 중지하였다.

첨단과학이 발달하고 모든 것이 정보화된 오늘날은 미신에 따라 산삼채취를 감행한다면 큰 수확을 기대할 수 없다. 산신령이 산삼을 주고 호랑이가 산삼 있는 곳을 가르쳐준다고 믿는 시대는 갔다.

산행하는 날은 어느 날이나 어느 요일이어도 상관없다. 다만 주말은 교통이 혼잡하니 피하는 것이 좋다. 꼭 유념해야 할 것은 일기예보다. 산행하기 3일 전부터 일기예보에 귀를 기울였다가 비가 오지 않는다면 산행을 해도 좋다. 비가 오면 이동에서 산삼을 발견하고 캐는 일까지 모두 불편하다. 옷이 비에 젖으면 감기에 걸릴 우려도 있다.

산행이 결정되면 목적지에 도착하는 시간을 예상해서 미리 출발하는 것이 좋다. 산에 오르는 시간은 아침 9시 이후여야 좋다. 너무 일찍 입산하면 잠자던 동물들이 놀라서 날뛰기 때문에 생각 못한 사태가 전개될 수도 있다. 그리고 반드시 해가 지기 전에 산에서 나오는 것이 좋다.

산삼을 채취하다가 시간이 너무 늦어서 어려움을 겪지 않도록 유의해야 한다. 간혹 산삼군락지를 만나는 경우가 있다. 그럴 때도 반드시 하산하였다가 다시 도전해야 한다. 산삼군락지는 아니지만 오전에 산삼 10여 뿌리를 캤다면 대개 오후까지 그 근처를 배회하며 미련을 버리지 못한다.

필자는 산삼을 10여 뿌리 캤으면 그것으로 만족하고 산에서 내려온다. 어떤 근거가 있어서라기보다는 자족함으로써 다음 산행에서 산삼을 더 많이 캘 수 있다는 신념이 있기 때문이다. 산삼을 캘 때는 자족할 수 있는 여유로움으로 자신을 다스려야 한다.

산행 장소는 그동안 정찰활동을 벌인 결과를 놓고 면밀히 분석한 다음 산삼이 자생하는 것을 파악하고 나서 결정해야 한다. 꿈이나 기분에 따라 정하는 것은 어리석은 일이다. 채삼꾼들 가운데 자기가 산삼을 캔 장소를 정직하게 이야기하는 사람은 거의 없다. 산삼을 캔 곳은 이듬해에 가도 또 산삼을 캘 수 있다는 사실을 잘 알기 때문이다.

채삼꾼들은 자기가 산삼을 캔 장소는 자기 농장으로 여긴다. 그러므로 자기가 독자적으로 개발해야 한다. 산삼 자생지를 개발하려면 산삼이 어디에서 자생하는지 명확히 알아야 한다. 산삼 자생지를 빨리 알아내는 것이 정보능력이다.

산삼채취대의 구성원은 4명이 적당하다. 승용차로 이동해도 좌석이 적당하고 산행에서도 통솔하기에 좋다. 옛날에는 심마니들이 여자와 동행하면 산신령이 노해서 산삼을 캘 수 없는 것으로 알았다. 그러나 요즘에는 마음이 맞는 두 가정의 부부 4명이 함께 산삼 캐기에 나서는 경우를 많이 볼 수 있다. 성격과 취미가 각기 다른 네 사람보다는 훨씬 이상적이다.

그렇지 않으면 부부 둘이 산행하는 것도 홀가분하고 좋다. 이런 경우 부부이니 마음이 편하고 즐거우나 어쩌다 뱀이나 벌, 맹수를 만나면 위기감과 불안감을 느껴야 하는 것이 큰 약점이다.

초심자는 반드시 경험자가 리더로 활약하는 팀에 끼어서 가야 한다는 사실을 잊어서는 안 된다. 경험도 없는 사람이 혼자 산에 가는 것은 위험하고도 무모한 일이다. 대장은 대원에게 산행할 때 유의할 사항과 꼭 지켜야 할 수칙을 숙지시키고 초심자가 있을 때는 산삼 식별방법과 채취요령 등을 설명함으로써 산삼채취 작전에 차질이 없도록 해야 한다.

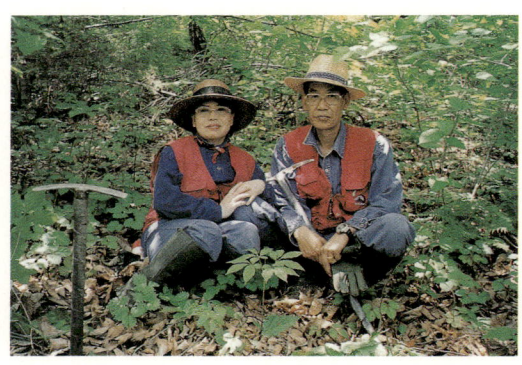

필자 부부가 발견한 산삼 앞에서 산삼을 캐기 직전

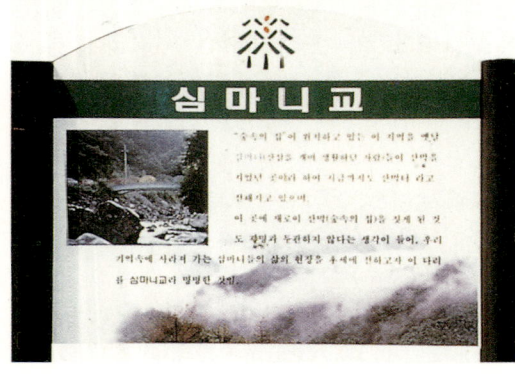

옛날 심마니들의 움집이 있던 곳에 세운 다리 안내판(가리왕산)

산삼의 형체

산에 가서 산삼을 캐려면 산삼의 형체를 알아야 한다. 필자에게 산삼을 봐달라고 찾아오는 사람들 가운데는 엉뚱한 풀을 캐서 오는 이들도 많다. 그만큼 산삼을 모른다는 이야기다.

허준(許浚)은 내의원에서 발간한 《동의보감(東醫寶鑑)》에서 인삼(산삼)은 세 줄기에 다섯 잎이 양(陽)을 향하고 음(陰)을 등지고 있다고 하였다. 이는 인삼이 3지5엽(三枝五葉)이라고 한 것인데, 잘못 기록한 것이다. 인삼이나 산삼은 모두 한 종자로 생김새가 같다. 다만 성장 연수에 따라 3지5엽뿐만 아니라 4지6엽도 있고 5지7엽도 있으며 7지5엽도 있는 것이다. 반대로 어린 것은 1지1엽도 있고 2지3엽도 있다.

산삼은 땅 위로 솟아오른 줄기 끝에 가지(枝)가 있고 가지 끝에 잎이 있다. 잎은 하나짜리에서 햇수가 더해짐에 따라 한 가지에 일곱 잎도 있다. 그리고 3지가 생기면 줄기의 중앙에서 꽃대가 나와 꽃이 피고 열매를 맺는다.

산에서 산삼을 발견하려면 잎 모양을 보고 찾는 방법밖에 없다. 처음으로 산행에 나서는 사람은 산삼의 잎을 기억해야 한다. 산삼의 잎은 인삼의 잎과 똑같다. 다만 서 있는 모습이 다른데, 인삼은 삼칸에서 빛이 들어오는 쪽으로 몸 전체가 굽어 있는 반면 산삼은 하늘을 향하여 꼿꼿하게 서 있는 모습이 아주 기품이 있어 보인다.

산에 가면 산삼의 잎과 유사한 풀잎이 많다. 오가피(五加皮)나무 잎은 산삼의 잎과 아주 비슷해서 심마니들도 속는 경우가 있다. 이밖에 어린 두릅나무 잎과 어린 개옻나무 잎, 어린 떡갈나무 잎도 산삼 잎과 헷갈릴 때가 있다.

필자에게 감정을 받으러 오는 사람들 가운데 10% 정도는 들풀(야생화)을 산삼으로 잘못 알고 캐온다. 따라서 산삼의 형체를 머릿속에 확실히 입력해두지 않으면 산행은 허사로 돌아간다. 그리고 산삼의 성장 연수에 따라 형체가 다양하다는 것도 알아두어야 한다.

뿌리의 색깔은 좋은 것일수록 우윳빛으로 향기가 진하며, 전체적인 형상은 대체로 여체(女體)를 연상하게 한다. 인삼이라는 이름도 그런 뜻에서 붙여진 것이다.

뿌리는 전체적으로 노두, 몸통, 줄기 세 부분으로 나눌 수 있다. 노두는 산삼뿌리의 맨 윗부분에 있다. 산삼의 노두는 인삼의 노두보다 작은데, 해마다 가을철에 삼대가 말라붙었다가 떨어져나간 흔적이기도 하지만 땅속 깊이 묻혀 있는 경우 노두가 길다.

산삼의 노두는 인삼의 노두보다 가늘고 긴 것이 특징이다. 한때 산삼의 노두는 뇌두라 불리며 산삼의 나이를 측정하는 근거로도 제시하였으나 이는 사실과 다르다. 노두는 줄기가 2지일 때 긴 경우가 많고 하중이 많을수록 노두의 마디수가 많지 않은 경우가 많다.

몸통은 주근(主根) 또는 약통, 동체라고도 하는데 인삼보다 가늘다. 더러 대추 모양으로 뭉툭한 것도 있다. 몸통을 약통이라고 하는 것은 산삼의 영양분이 그곳에 저장되어 있기 때문이다. 몸통이 기다란 것보다 대추처럼 뭉툭한 것이 약효가 더 있다고 해서 높이 평가된다. 추운 곳에서 자란 산삼은 몸통에 가락지를 낀 것 같은 주름살이 있다. 이는 습도와의 관계로 보인다. 이를 가락지(횡취)라고 하는데 약효와는 무관하다.

줄기는 잔뿌리, 지근(枝根), 세근(細根), 잔가지라고도 한다. 몸통에서 가지가 둘로 갈라지고 거기서 잔뿌리가 나오는 경우가 많지만 몸통에서 잔뿌리가 나오는 경우도 많다. 잔뿌리에는 방울(옥주)이 혹처럼 붙어 있는 것도 있다. 이것은 경사가 급한 지역에서 자라는 산삼뿌리에만 있다. 방울이 달린 산삼은 예부터 방울삼이라고 해서 값을 높이 쳐주었다.

산삼의 줄기와 뿌리의 전체 형상을 보고 산삼을 분류하면 ㄱ(오)자형, ㄴ(니은)자형, ㄷ(디귿)자형, ㅅ(시옷)자형, 大(큰대)자형, 1(일)자형, V(브이)자형, 山(뫼산)자형, ㅇ(이응)자형이 있다.

인삼이 모두 대형인데다 1(일)자형이거나 ㅅ(시옷)자형인 점을 감안하면 산삼과 인삼은 쉽게 구분할 수 있다. 인삼은 1년근을 땅속으로 일직선이 되도록 심기 때문에 모두 1(일)자형 직삼이지만 산삼은 자연적으로 발아해 지표면에 쌓여 있는 부엽토의 영양분을 흡수하기 때문에 니은자형, 브이자형, 뫼산자형이 된다.

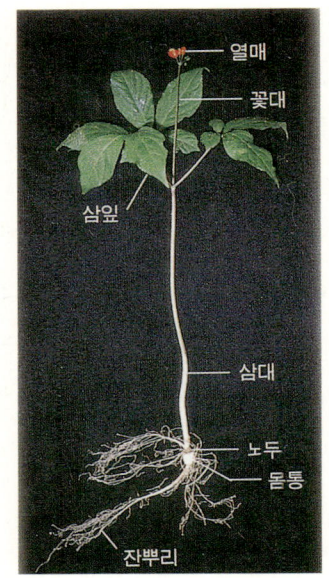

산삼의 형체

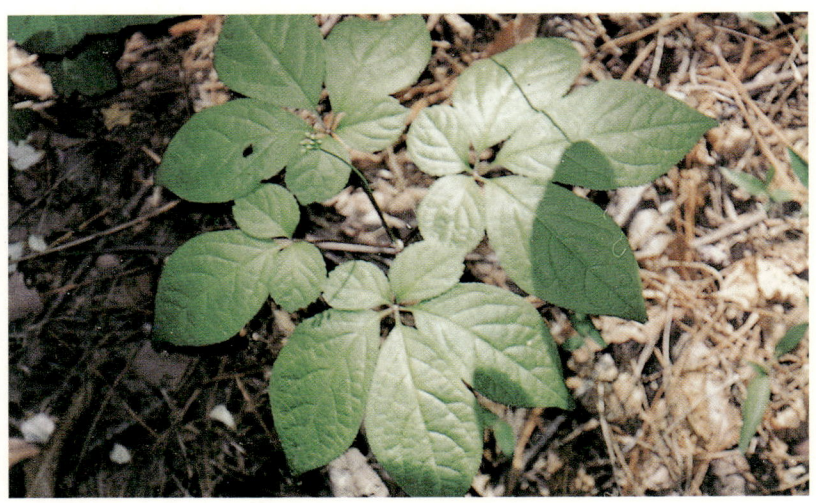

산삼의 잎 모양

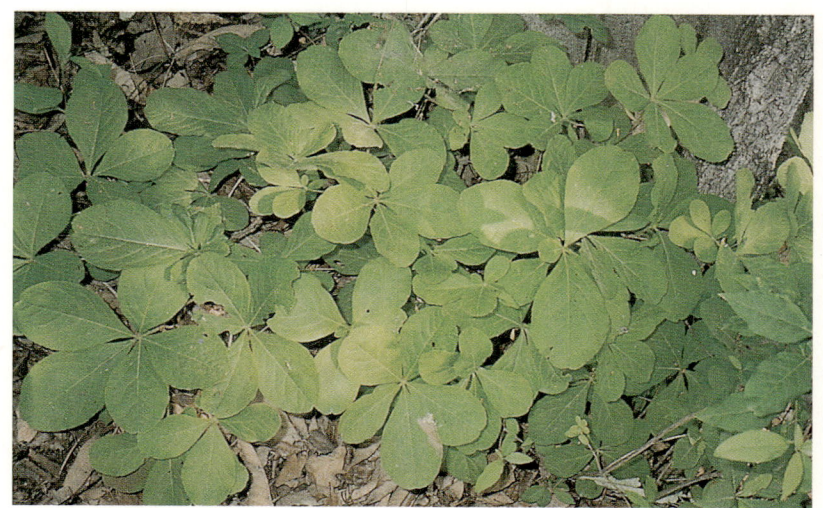
오가피나무의 잎 모양

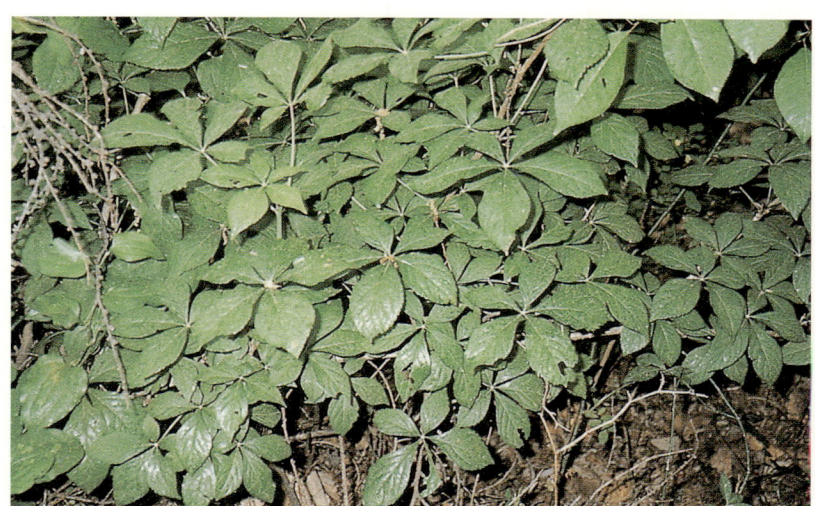
또 다른 오가피나무의 잎 모양

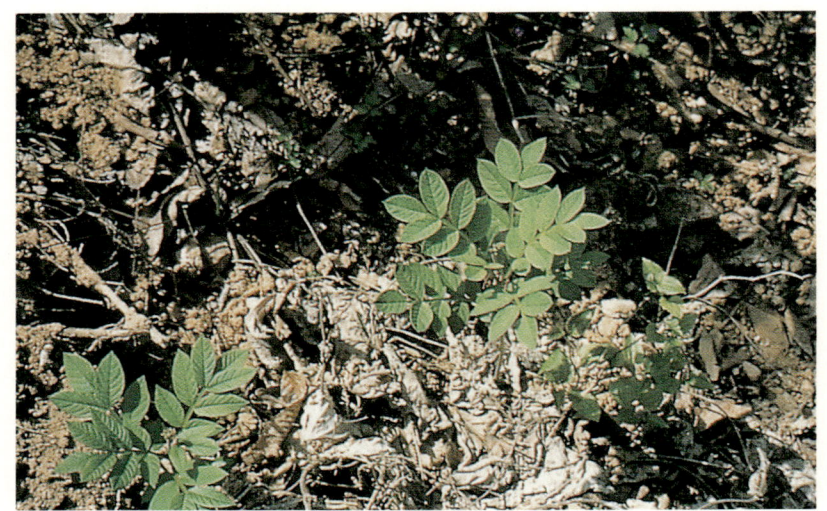
어린 개가죽나무의 잎 모양

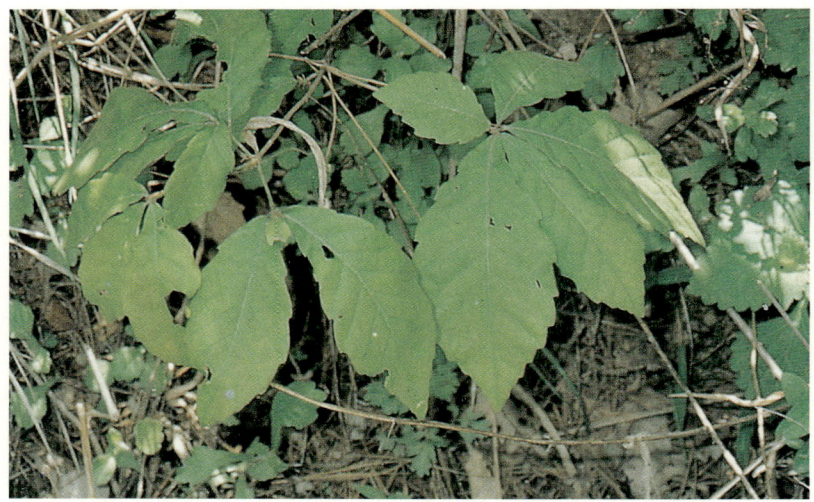
어린 떡갈나무의 잎 모양

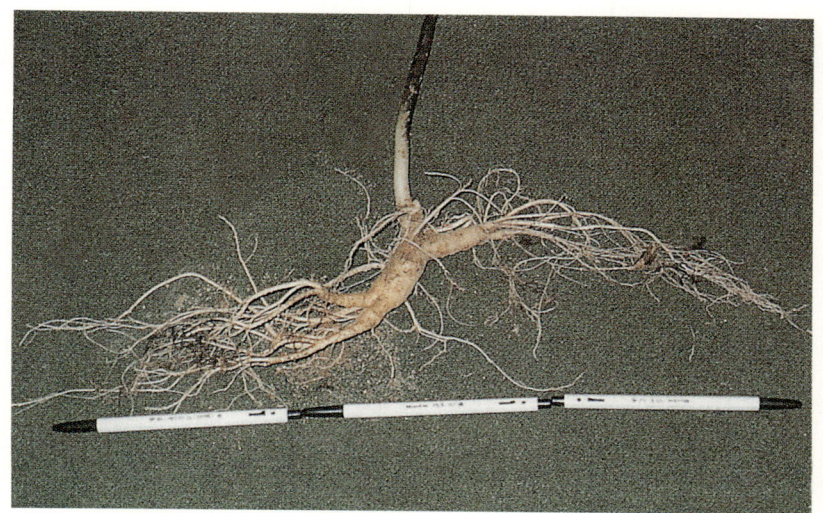
시옷(ㅅ)자형 산삼

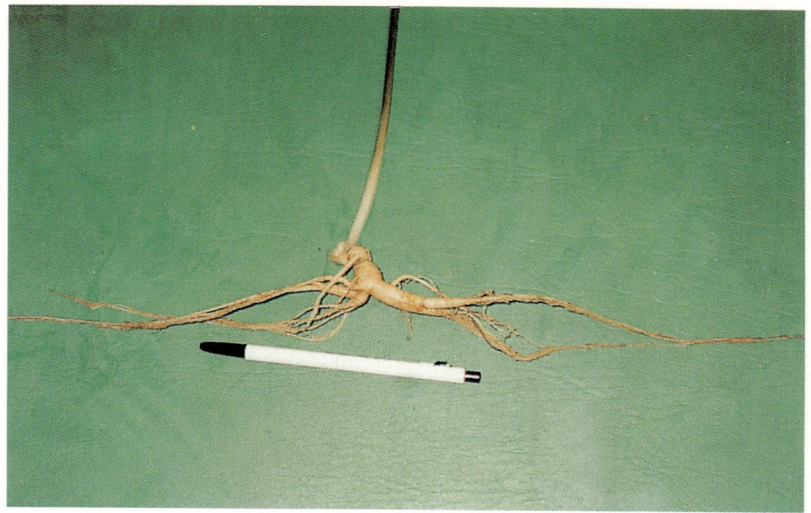
오(ㄴ)자형 산삼

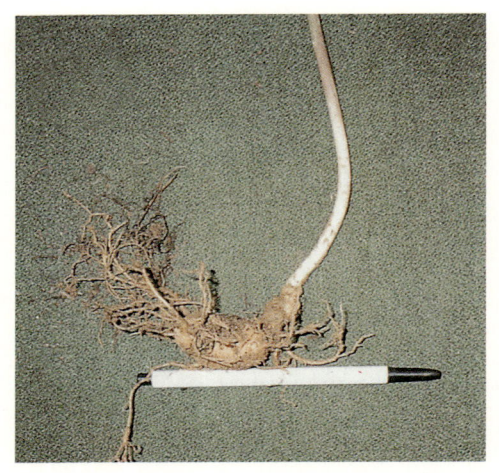

브이(V)자형 산삼

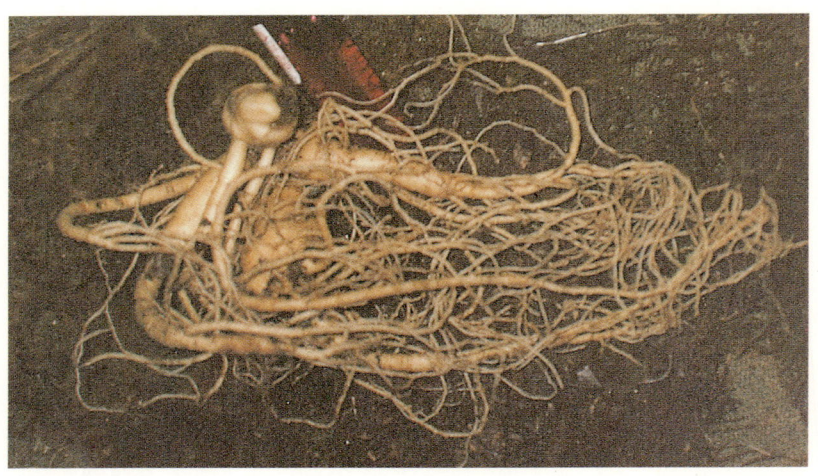

이응(ㅇ)자형 산삼

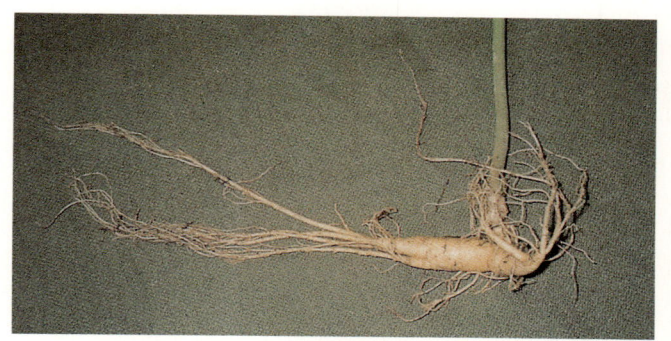

니은(ㄴ)자형 산삼

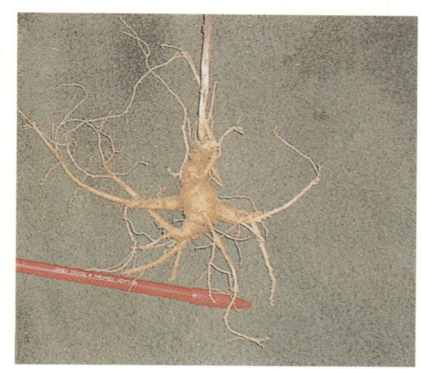

십(十)자형 산삼

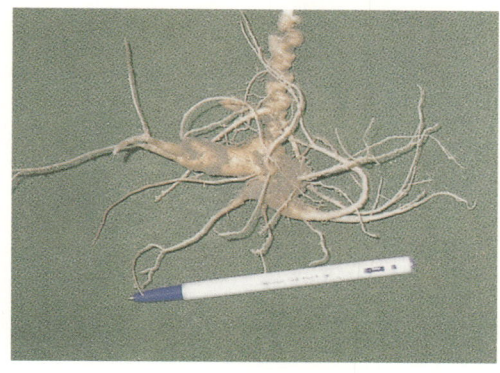

뫼산(山)자형 산삼

3장 산삼 캐기의 실제

산삼의 불모지

산삼 캐기의 가장 중요한 열쇠는 산삼의 자생지를 알아내는 일이다. 《손자병법》에서 적군을 알아야 승리한다는 것처럼 산삼을 알아야 산삼을 캘 수 있다. 산삼이 어떤 환경에서 자생하는지조차 알지 못한다면 산삼 캐기를 포기하는 것이 좋다. 무턱대고 산을 수색하며 산삼을 찾아다닌다면 이는 마치 태평양에서 바늘을 찾는 것과 다를 바 없다.

만약 산삼이 자라는 곳을 예측할 수 있다면 산삼을 캐는 일이 그다지 어렵지 않을 것이다. 지금까지 산삼 자생지를 알아내는 일은 심마니들의 비밀로 지켜져 내려왔다. 그래서 누가 산삼을 캤다고 해도 산삼 캔 곳을 묻는다면 큰 실례로 여겨왔다.

산삼은 어떤 곳에서 자생할까. 산삼의 자생지를 알아보기 전에 산삼이 살 수 없는 곳부터 알아본다.

먼저 산삼은 불을 싫어한다. 산불이 났던 산에서는 산삼을 발견할 수 없다. 그렇다고 산삼이 아주 없는 것은 아니다. 산삼은 땅속에서 잠을 자고 있다. 잠자는 산삼은 언제 깨어나 지상으로 나올까? 지금까지 알려진 바로는 산삼은 땅속에서 30년간 잠을 잘 수 있다고 한다. 그러나 과학적으로 측정한 결과는 아니다. 분명한 것은 산불의 흔적이 완전히 사라진 뒤 산삼의 싹이 나온다는 것이다. 산불이 났던 흔적이 사라지기까지는 보통 10년이 걸린다고 한다.

산불이 났던 곳이라고 느껴지면 지체 말고 발길을 돌려야 한다.

산삼은 간벌을 싫어한다. 얼마 전까지 산삼이 자생하던 곳이라 해도 간벌했다면 산삼을 찾아보기 어렵다. 산삼은 생태계의 변화에 매우 민감한 식물이다. 간벌할 때 산삼이 어떤 충격을 받아서 잠자는 산삼으로 돌아갈 수도 있지만 그보다 더 중요한 사실은 일조량이 바뀐다는 것이다.

간벌하기 전까지는 산삼이 자라기에 좋았지만 간벌한 뒤에는 산삼이 살 수 없는 환경이 되고 만 것이다. 전에 산삼이 자생하던 곳이라면 환경이 복원되고 개선될 때까지 기다려야 한다. 벌목했던 곳도 마찬가지다.

산삼은 서북간 방향을 싫어한다. 서북간 방향은 오후 2~3시에 강한 햇볕이 내리쬐고 여름철에는 불볕더위가 쏟아진다. 산삼은 불을 싫어해서 하루 중 햇볕을 가장 강하게 받는 서북간에 있는 산에서는 조류들이 씨를 아무리 많이 날라다 뿌려도 발아되지 않는다. 간혹 서북간 방향에서 산삼이 발견되기도 하는데, 이는 매우 드문 일이므로 초심자들은 더 미련을 가질 필요가 없다.

산삼은 물을 싫어한다. 물이 늘 흐르거나 고여 있는 땅에서는 산삼이 자랄 수 없다. 산삼은 물이 땅속에서 솟아나와 지표면이 늘 젖어 있는 곳에서도 자랄 수 없다. 산삼은 습도가 적당해야 잘 자라지만 물이 지나치게 많으면 병들어 죽고 만다. 계곡 가까운 곳에서 캔 산삼을 보면 흔히 몸에 붉은 황이 낀 것을 볼 수 있다. 황이 끼어 있는 산삼은 병든 것으로 곧 썩고 만다. 따라서 지표면에 물기가 보이면 발걸음을 돌려야 한다.

산삼은 소나무 같은 침엽수림 속에서는 살 수 없다. 산삼은 1년 내내 어둡고 햇볕을 볼 수 없는 지역에서는 생존할 수 없다. 어떤 지역에서는 인삼재배를 동굴에서 시작하였다고 하는데 동굴 같은 곳에서는 산삼이 자생할 수 없다. 산삼은 일정량의 햇볕을 받아야 하며 적당한 습도가 유지되지 않으면 살 수 없다. 소나무와 잣나무 같은 침엽수림이 있는 지역은 미련을 갖지 말아야 한다.

산삼은 참나무, 떡갈나무 같은 활엽수림이 있는 곳에서도 살 수 없다. 침엽수림 지역은 햇볕이 너무 적어서 산삼이 살아갈 수 없는데 반해 활엽수만 모여 있는 산에서는 햇볕을 너무 많이 받을 뿐 아니라 습도가 적당히 유지되지 않아서 생존할 수 없다. 활엽수림 속에서는 여름철이면 지나치게 무덥고 겨울철이면 너무 따뜻하기 때문이다. 산삼이 생존하려면 일조량이 적당하고 습도가 알맞아야 한다. 이는 인삼재배 현장에 가서 보면 쉽게 알 수 있다.

이상에서 살펴본 바와 같이 산삼이 살 수 없는 조건을 갖춘 곳은 입산할 필요조차 없다. 그렇다면 산삼이 생존할 수 있는 조건을 갖춘 지역을 찾아가야 한다.

오늘날 채삼꾼들의 산행활동을 보면 오랜 경험을 바탕으로 활동하는 경험파와 지나치게 꿈에 의지하며 활동하는 몽상파 그리고 직감에 따라 활동하는 직감파가 있다.

현대는 과학의 시대이고 정보화 시대다. 필자는 오래전부터 채삼활동을 하며 과학적으로 분석하고 기록하면서 산삼에 대한 모든 것을 계량화하고 고찰해왔다. 그 결과 산삼이 자생하는 지역을 정찰하고 예측한 뒤 작전계획(채삼활동계획)을 수립하였다. 그리하여 산삼 자생지를 정확하게 예측할 수 있었다. 채삼활동을 과학적으로 한 것이다. 또 채삼활동 중 전통적인 심마니들의 용어를 사용하지 않고 현대적이고 실용적인 군사용어를 과감하게 사용해왔다. 그만큼 과학화하고 정보화해야 한다고 생각한 것이다.

산삼 자생지 알아보기

앞에서도 말했지만 산삼이 자생하는 서식지를 알 수 있다면 산삼 캐는 일은 큰 문제가 아니다. 그러나 경력이 오래된 심마니들도 과학적으로 정확하게 말하는 이들이 없다. 대체로 경험에 따르거나 직감으로 행선지를 결정하는 것을 많이 볼 수 있다. 이처럼 전근대적인 심마니(채삼꾼)들은 우연과 요행만 바라본다.

심마니는 부업 삼아 산삼을 캐던 옛 화전민을 일컫는다. 어쩌다 산 아래에서 사람들이 산삼 캐는 법을 배우려고 오면 화전민들은 잘 가르쳐주지 않았다. 자신들의 생존과 직접 관계가 있기 때문이다.

그런데도 산 아래 마을 사람들이 자꾸 가르쳐달라고 조르면 마지못해 산으로 데리고 가는데 가시덤불과 큰 바위가 있는 곳으로 끌고 다니며 하루 종일 고생을 시켰다고 한다. 요즘으로 말하면 유격훈련인 셈이다. 산삼은 구경도 못하고 고생만 실컷 하고 나면 알아서 심마니 되기를 포기했다는 것이다.

이런 상황은 오늘날의 채삼꾼들에게도 마찬가지다. 채삼꾼 지망자들이 산삼 캐기를 배우려 해도 풋내기 채삼꾼을 데리고 다니려 하지 않는다. 새로운 동행자가 생기면 산삼을 캐도 자기 몫이 줄어들고 자기 채삼터가 노출되어 언제 손해를 볼지 모르기 때문이다. 더구나 지금은 자기 이익을 위해서라면 의리 같은 것은 헌신짝처럼 버리는 세상이다.

산삼 자생지, 즉 채삼터를 개발하면 대체로 3~4년은 산삼을 캘 수 있으므로 채삼꾼들은 이런 곳을 자기 농장으로 여긴다. 그리고 남의 산이지만 다른 채삼꾼들이 자기가 개발한 채삼터를 다녀가면 도둑맞은 것처럼 생각한다. 이런저런 이유로 채삼꾼은 다른 사람과 동행하기를 주저한다. 그래서 다른 사람과 결별하고 자기 아내나 가족과 짝을 지어 산행하는 사람들이 늘어나고 있다.

오늘날 경제사정이 나빠지면서 직장을 떠난 사람들이 등산을 많이 한다. 이왕 등산해서 소일하려면 채삼꾼으로 입문하는 것도 생각해볼 만한 일이다. 등산도 하고 부수입도 올리고 건강에도 도움이 되는데 일거삼득 아닌가.

그러나 산삼 캐기를 풍물이나 에어로빅처럼 쉽게 전수받을 수는 없다. 필자도 마찬가지였다. 누구 하나 가르쳐주지 않았다. 그래서 필자는 인삼밭에 가서 관찰하고 몇 개월 만에 캔 산삼의 자생지를 분석한 뒤 산삼 자생지를 예측하는 여러 방법을 개발할 수 있었다.

필자가 개발한 산삼 자생지 예측방법을 공개하는 것은 이제 더는 산삼에 비밀이 있어서는 안 되겠다고 생각했기 때문이다. 그리고 비밀을 공개해 채삼꾼이 되고 싶어하는 사람들에게 널리 알리고자 했기 때문이다.

인삼 경작 여부와 산삼

산삼의 자생 여부는 인삼 경작 여부와 밀접한 관계가 있다. 쉽게 말해서 인삼을 재배한 경력이 없는 고장에서는 산삼을 찾기가 어렵다는 것이다.

산에서 스스로 발아해 자생하는 원종이라는 산삼은 거의 멸종 상태라고 해도 지나친 말이 아닐 것이다. 1950년에 일어난 6.25전쟁 이후 무차별 벌목으로 산삼의 자생조건을 파괴하고 말았기 때문이다. 그로부터 천연적으로 자생하던 원종 산삼은 일단 자취를 감춘 것으로 본다.

요즘 발견되는 산삼은 사람들이 재배하는 인삼의 씨가 전해져서 생산되는 것이라고 하겠다. 그러나 종이 중요한 것이 아니다. 제일 중요한 것은 광합성이다.

　모두 알다시피 삼 씨앗은 까치, 비둘기, 꿩 같은 새가 전파한다. 가을철 인삼 열매가 빨갛게 익으면 이를 좋아하는 새들이 몰래 와서 따먹는다. 새들이 이를 산에 가서 배설하면 늦어도 2, 3년 지난 뒤 발아하여 싹이 나오고 뿌리가 내려 산삼이 자생하는 것이다. 인삼은 파종하기 전에 개갑이라는 씨눈 띄우기 과정이 있는데 조류가 먹은 인삼의 씨는 새들의 분비물과 어울려 자연스럽게 발아된다.

　결국 산삼은 새들이 많이 노는 나무 아래에 있다는 사실을 추리할 수 있다. 조류학자들에 따르면 새는 자기 집을 중심으로 2km 이내에서 생활한다고 한다. 참새나 제비 같은 새는 사람이 사는 집을 중심으로 생활하지만 까치, 꿩, 비둘기(야생)는 동네 주변에 있는 논밭에서 먹이를 구하고 야산에서 산다.

　그리고 높은 산에는 새매, 독수리, 부엉이 같은 사나운 새가 살고 있다. 까치나 꿩, 비둘기는 가까운 곳에서 먹이를 찾고 자기들의 놀이터인 숲에 가서 놀다가 배설한다. 사나운 새가 있는데다가 먹을 것도 없는 높은 산에까지 갈 이유가 없는 것이다.

　그렇다면 인삼을 재배한 적이 없는 지역에서는 산삼이 나올 수 없다. 멀리 떨어져 있는 지역에 사는 새가 생활권이 다른 지역에 날아가서 배설하고 돌아올 리는 없기 때문이다.

　산삼 자생 여부를 알려면 먼저 인삼재배 경력이 있는지 봐야 한다. 인삼을 수확한 지 30년쯤 지났으면 좋은 산삼을 만날 수 있다.

인삼재배 여부를 알려면 주민들에게 물어볼 수도 있지만 그렇지 않다면 인삼재배 당시 삼칸을 이루었던 발이나 막대기, 삼막과 밭고랑을 보면 된다.

  아무리 다른 조건이 좋더라도 인삼재배 경력이 없으면 산삼을 기대할 수 없다는 사실을 기억해야 한다.

산의 방향과 산삼

산삼은 산에서 산다. 산에서도 산 정상에서 볼 때 동북간 방향에서 자생한다. 물론 다른 방향에서도 산삼이 자생할 수는 있으나 조건이 까다로운 산삼은 자생하기가 어렵다. 일조량과 바람과 습도가 모두 맞아야 하기 때문에 자생률이 낮은 것이다.

  방향별로 산삼 자생률을 비교해보면 그림표에서 볼 수 있는 바와 같이 동북간 쪽이 75%나 된다. 이것은 인삼 삼포와 비교해 살펴보면 더욱 명확해진다.

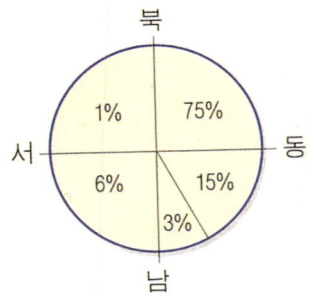

삼포에 가보면 한낮의 햇볕이나 오후 2~3시경 강렬한 햇빛을 막기 위하여 발로 삼포를 가려놓고 동북간에서 불어오는 시원한 바람을 맞이하는 한편, 아침에 들어오는 동쪽 햇빛을 받으려고 삼 칸을 그쪽만 열어놓은 것을 볼 수 있다.

이것은 산삼을 재배하려고 고안한 것이지만 산삼의 생리를 잘 파악하여 만든 것이다. 바꿔 말하면, 산삼의 생리는 삼포에 있는 재배삼을 보면 알 수 있다는 것이다.

동북간 방향은 아침에 동쪽에서 비춰오는 햇빛을 맞이하고 시원한 동북풍을 받아들이는 곳이다. 산삼은 고온다습한 것을 싫어하기 때문에 그러한 악조건에서 벗어나 산삼이 자생할 수 있는 지역은 동북간으로 방향을 잡고 있는 산이라고 하겠다. 지세는 0~15도 정도 경사진 곳이 좋으며 평탄할지라도 배수가 잘되면 무방하다.

그러나 막상 산에 가면 동북간을 파악하기가 어렵다. 특히 외지에 가면 방향감각이 무뎌지므로 나침반을 가지고 다녀야 한다.

동북간 방향에서도 산이 동쪽과 서쪽에서 막아주고 그 대신 앞이 열려 있어야 한다. 거기다가 정면에 산이 열려 있는 쪽으로 큰 시냇물이 달려오면 더욱 좋은 곳이다. 물을 스쳐오는 물바람이 와서 닿는 곳은 그야말로 산삼이 살기 좋은 명당이다. 이런 곳은 산 아래에서나 산 위에서 인삼 농사를 지은 일이 있으면 틀림없이 산삼이 자생하고 있다.

반대로 산이 동북간의 방향에 있으나 바로 북쪽에서 큰 산이 바람을 막아주면 산삼이 자생하지 않는다.

흔히 마을 뒷산에서 산삼을 발견하는 일이 많은데, 이런 곳은 동북쪽으로 열려 있고 서쪽의 산이 오후의 햇빛을 막아주는 조건에서 동쪽과 북쪽 방향에서 시원한 바람이 불어온다.

수목의 종류와 산삼

산삼은 나무와 관계가 있을까? 허준은 《동의보감》에서 "인삼은 깊은 산속에서 나는데 그늘(陰)을 등지고 개오동나무나 옻나무 아래 습윤한 땅에 나서 자란다"라고 하였다. 이처럼 개오동나무와 옻나무 아래에서 산삼이 자란다고 하였으나 이것이 꼭 들어맞지는 않는다. 산삼은 반건반습(半乾半濕)한 곳에서 잘 자라므로 방향도 중요하지만 나무 배열도 매우 중요하다.

이런 환경을 유지하려면 소나무나 잣나무 같은 침엽수만 있어서도 안 되고 참나무나 떡갈나무 같은 활엽수만 있어서도 안 된다. 침엽수와 활엽수가 2:3의 비율로 있으면 이상적이다. 즉 소나무 두 그루가 참나무 세 그루 사이에 있으면 된다. 실제로 동북간 방향에 침엽수와 활엽수가 2:3의 비율로 있으면 더 생각할 필요 없이 공략해야 한다.

그러면 나무와 나무 사이의 거리는 어느 정도면 좋을까. 2~3m의 거리를 유지하는 곳이면 좋은데, 산 아래에서 시원한 바람이 불어 들어와서 산림 사이를 지나가는 곳이면 더욱 이상적이다. 침엽수와 활엽수의 비율이 2:3으로 잘 맞았다 하더라도 나무와 나무 사이가 너무 빽빽해도 안 되고 너무 떨어져서 햇빛이 들어와도 안 된다.

침엽수가 너무 많으면 햇빛이 없는데다가 습기가 너무 많아서 좋지 않고 활엽수가 많으면 겨울철에 햇빛이 너무 강하게 내리쬐어 건조하기 때문에 좋지 않다.

조금 습습한 느낌이 드는 땅이 산삼이 자생할 수 있는 좋은 조건이다. 이런 조건이 성숙되었으면 산삼은 소나무 아래에도 있을 수 있고 참나무 아래에도 있을 수 있다. 그리고 나무와 나무 사이에 자생할 수도 있으며 키가 작은 잡목 사이에도 있을 수 있다.

허준이 말한 것처럼 개오동나무와 옻나무 아래에서만 산삼이 자라는 것은 아니다. 속설에는 오리나무 아래에 산삼이 많이 자란다고 하지만 오리나무 역시 활엽수의 일종이라는 것을 감안하면 특별히 언급할 필요가 없다. 다만 여름철에는 침엽수와 활엽수가 구분이 잘되지 않는다. 멀리서 볼 때 침엽수와 활엽수가 2:3으로 비율이 잘 맞았다고 판단하고 달려가보면 그렇지 않은 경우가 많이 있음을 체험할 수 있다.

이런 일을 막기 위하여 겨울철 나뭇잎이 다 떨어졌을 때 정찰활동이 필요하며 망원경도 필요하다. 사전에 정찰활동을 하지 않았으면 자동차에 망원경을 비치해두는 것도 현명한 일이다.

물과 바람과 산삼

지금까지 산삼이 자생하는 지역을 찾기 위하여 산삼이 성장하기 좋은 환경을 알아보았다. 이를 요약하면 첫째로 동북간 방향의 산이어야 하고, 둘째로 침엽수와 활엽수가 2:3의 비율로 자라는 곳이어야 한다. 위의 두 가지 조건이 충족되는 지역으로 인삼 농사 경력이 있으면 산삼이 자생할 확률이 높다.

이런 조건에다가 산의 동북간 방향으로 흐르는 시냇물이 있고, 시냇물을 스쳐서 산으로 달려오는 물바람이 있으면 산삼이 자생하기에 더없이 좋은 곳이다.

산삼은 습윤한 지역을 좋아한다. 여름철 뙤약볕이 내리쬘 때 불어오는 물바람은 더없이 좋은 산삼 성장촉진제가 된다.

시냇물이 산의 북동쪽 옆으로 흐르면 산삼은 물이 흐르는 북동쪽에 있을 확률이 높고, 시냇물이 동쪽으로 치우쳐서 흐르면 산삼은 동쪽에 자생할 확률이 높다. 어쨌든 동북쪽으로 향한 산 아래로 시냇물이 흐르는 곳은 산삼이 자생할 확률이 높다.

이런 경우 시냇물의 폭이 100m가 넘으면 거의 산 정상 부근이, 폭이 50m 정도면 산허리 부분이, 10m 내외면 산 아랫자락이 산삼이 자생하기 좋은 곳이다.

시냇물이 반대로 산을 감돌며 흘러가면 산삼은 산자락 2, 3부 능선에 있을 확률이 높다. 그러나 정면을 향하여 흐르는 시냇물처럼 좋은 조건이 되지는 않는다. 시냇물은 맑고 깨끗해야 한다. 오염

되고 더러운 시냇물은 산삼에게 좋지 않은 영향을 주어 성장을 멈추게 한다.

호수나 저수지처럼 물이 고여 있는 것도 산삼에게는 좋은 조건이 되지 못한다. 고여 있는 물은 안개를 유발하여 다습하게 함으로써 산삼 성장에 장애가 되기 때문이다.

시냇물이 없더라도 시원한 바람이 불어와서 안기는 지역이면 산삼이 자생하기 좋다. 산삼은 무덥고 후덥지근한 곳에서는 생명을 유지할 수 없는 식물이기 때문이다.

산삼의 씨가 떨어져서 발아해 자생하기까지에는 적당한 일조량과 알맞은 습도에 시원한 바람이 있어야 한다. 결국 산의 형상과 나무에 따라 일조량이 달라지고 물의 흐름에 따라 습도가 달라진다.

이러한 조건을 인위적으로 갖춘 것이 인삼을 재배하는 삼포라고 하겠다. 산삼 자생지를 예측하는 일도 삼포의 조건과 기능을 살펴보면 쉽게 깨달을 수 있다.

새와 산삼

산삼은 어떤 종류가 되었건 새들이 열매를 따서 먹고 산으로 날아가서 배설함으로써 자생하게 된다. 인삼 열매가 빨갛게 익는 7월경이 되면 새가 몰래 날아와 삼밭을 엿본다. 빨간 인삼 열매를 먹기 위해서다. 삼밭에 드나드는 새들은 주로 까치, 비둘기, 꿩 같은 조류다. 이들은 아침 해가 뜰 무렵에 먹이를 찾아 내려왔다가 산삼 열매를 먹고 자기 집으로 가거나 숲으로 돌아간다. 숲은 시원한 바람과 그늘이 있어서 배가 부른 새들이 놀기에 더없이 좋은 곳이다.

그래서 새들은 항상 자기가 놀던 숲으로 날아가서 논다. 산자락이나 2부 능선에 있는 숲이 새들의 놀이터가 된다. 새들은 자기들을 해치려 드는 독수리나 새매, 부엉이가 노는 높은 산을 피한다. 그리고 반경 2km 밖으로는 나가지 않는다. 이는 사람들이 공원이나 커피숍 같은 곳에서 늘 같은 의자에 앉고 싶어하는 심리와 같은 것이다.

그래서 새들은 멀리 가지 않고 자기들이 살고 있는 둥지에서 2km 이내에 머문다. 특히 새들이 모여서 노는 곳은 새들에게 벌레를 잡아먹는 식당이 되기도 하고 놀이터가 되기도 하며 화장실이 되기도 한다. 삼장에서 새가 먹은 삼씨는 결국 새들이 많이 노는 놀이터에 뿌려지는 것이다.

새들은 숲에서도 참나무 같은 활엽수림이 있는 곳을 좋아한다. 활엽수는 그늘을 만들어주기도 하지만 새들이 좋아하는 벌레가 많이 살기 때문이다. 그래서 새들은 자기들이 놀던 숲에서만 논다. 서양 속담에도 "새들은 늘 같은 나뭇가지에 앉는다"라는 말이 있다.

앞에서 말한 산삼의 자생조건이 모두 갖추어져 있다면 새들이

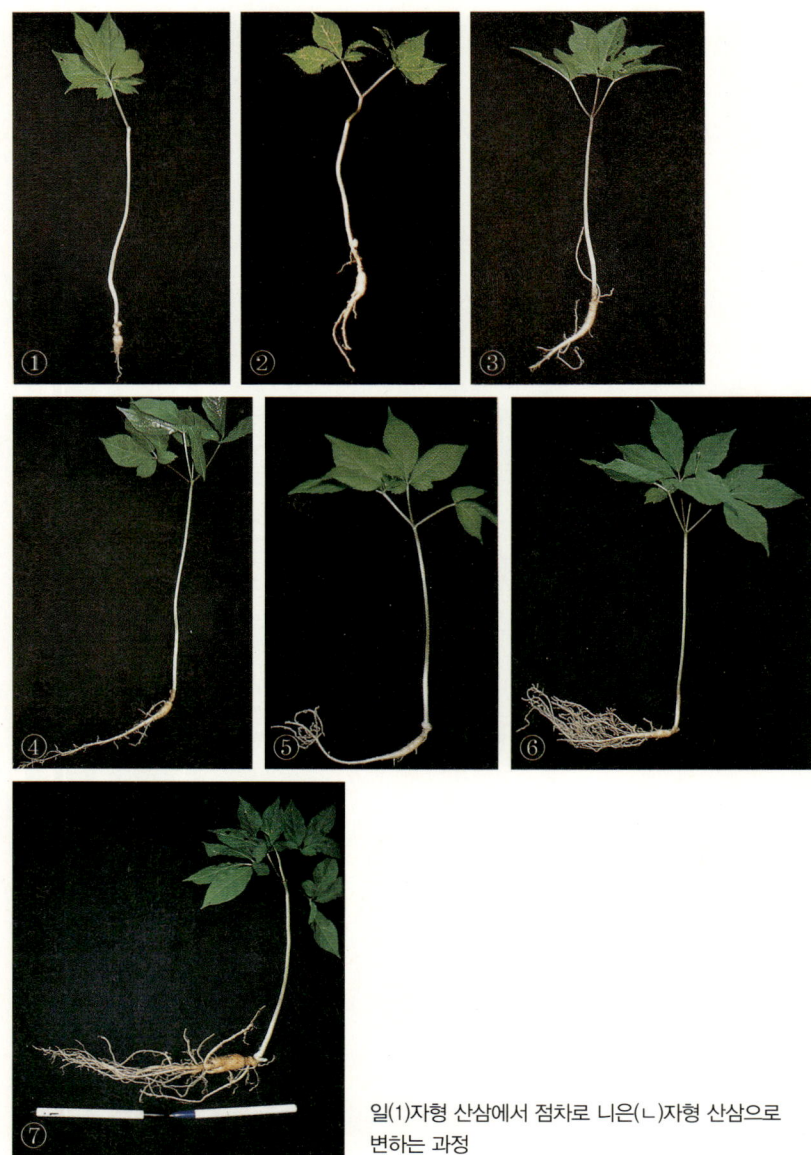

일(1)자형 산삼에서 점차로 니은(ㄴ)자형 산삼으로 변하는 과정

많이 날아가서 노는 장소를 찾아야 한다. 산삼은 바로 그런 자리에 있다. 산삼이 심산유곡에 있다고 높은 산만 찾는 이들은 새들이 날아가지 않는 곳에는 산삼의 씨가 떨어질 리 없다는 사실을 명심해야 한다.

흔히 산삼을 캤다고 하면 설악산에서부터 지리산까지 유명한 산 이름이 나오는데 천만의 말씀이다. 채삼꾼들은 이런 비밀을 안다. 산삼은 높은 산 깊은 계곡에 있는 것이 아니라 인삼밭이 있었던 자리에서 그리 멀지 않은 곳에 있다. 채삼꾼들은 남의 이야기에 현혹되지 말고 스스로 산삼 농장을 개발해야 한다.

그림으로 보는 산삼 자생지

다음에 나오는 산은 모두 동쪽에서 바라본 것이다. 그 가운데 동북간 방향이 나타난 곳도 있다. 침엽수와 활엽수가 2:3으로 잘 배열된 위치도 표시하였다. 때로는 시냇물, 강, 호수 등의 위치도 나타냈다. 시냇물이나 강물은 흐르는 방향도 알 수 있게 그려놓고 바람의 방향도 그려놓았다. 산삼의 자생조건에 산의 방향, 나무 배열, 물의 흐름, 바람 등이 아주 중요하기 때문이다.

범례

 산

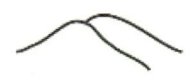 침엽수와 활엽수가 2:3으로 배열된 곳

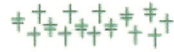 바람이 불어오는 방향

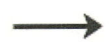 시냇물의 흐름

 호수, 저수지 등

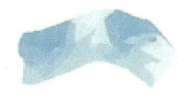 산삼이 자생할 조건을 갖춘 곳

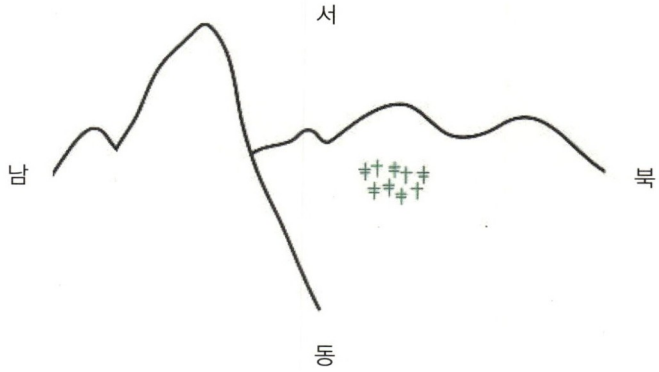

1

　높은 산이 첩첩으로 둘러서 있고 높은 기슭에 침엽수와 활엽수가 2:3으로 알맞게 조성되어 있다. 방향은 동쪽이다. 이처럼 깊은 산속에서는 산삼을 만나기가 좀처럼 쉽지 않다.

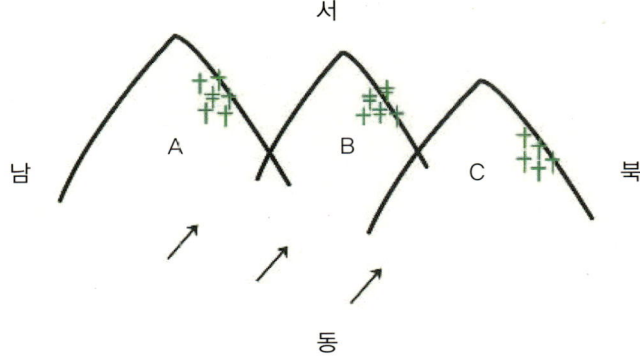

2

   산삼이 자생하기 좋은 숲이 9부 능선, 8부 능선, 7부 능선 아래에 있는데 모두 동쪽 방향에 있다. 나무 배열과 방향이 잘되어 있으나 산이 너무 높은데다가 경사도가 심해 산삼이 자생할 수 없다.

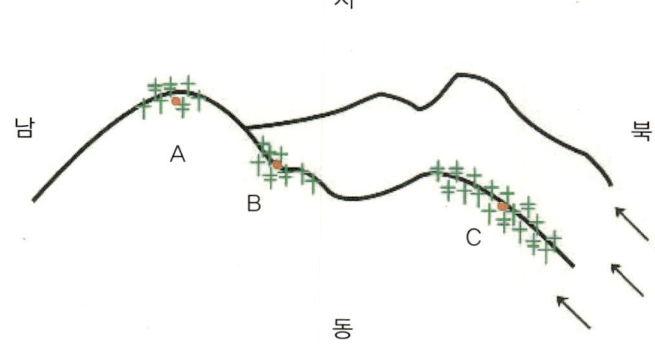

3

   서쪽에 큰 산이 있어서 오후의 뜨거운 햇빛을 막아주고 산 아래에서 시원한 바람이 불어오는 곳에 숲이 조성되어 있다. 산 정상과 그 아래 6부 능선 좌우, 그 아래 4부 능선 이하에 모두 산삼이 자생할 확률이 높다.

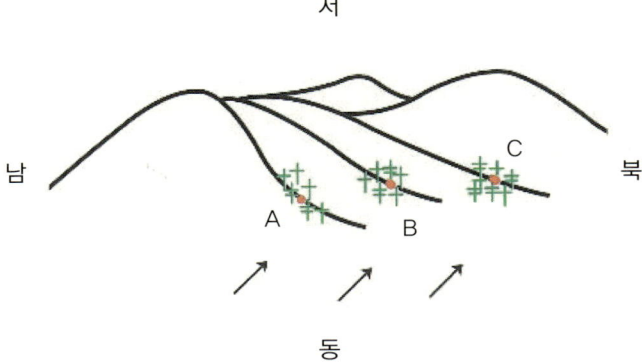

4

서쪽에 높은 산이 있고 그 아래 나지막하고 능선이 완만한 숲이 있다. 나무 배열이 잘되었고 동북간 방향에서 바람도 불어오는 곳이다. ABC 어느 곳이나 산삼이 자생할 확률이 높다.

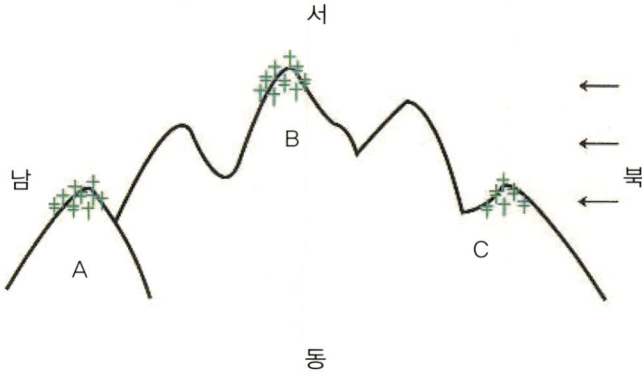

5

산이 매우 높고 경사도가 가파른 산이다. ABC 모두 산봉우리에 나무 배열이 좋다. 바람도 시원하게 불어오고 방향도 동북간이다. 그러나 이처럼 경사도가 가파른 산 정상에서는 산삼이 자생할 가능성이 없다.

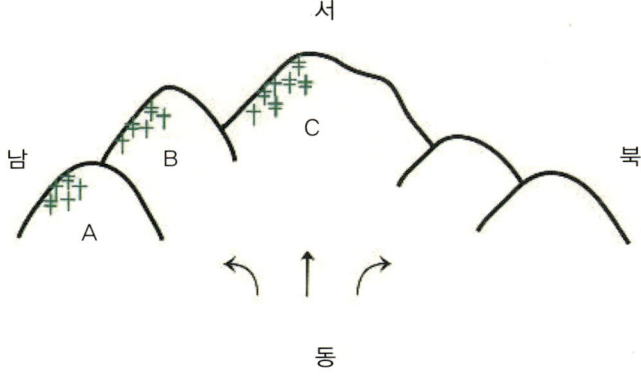

6

산이 3층을 이루고 있다. 남쪽 방향의 나무 배열이 좋다. 일조량이 많은데다가 산 아래에 시냇물도 없다. 동풍은 산의 골짜기 쪽으로 몰리고 있다. ABC 모두 산삼이 자생할 가능성이 없다.

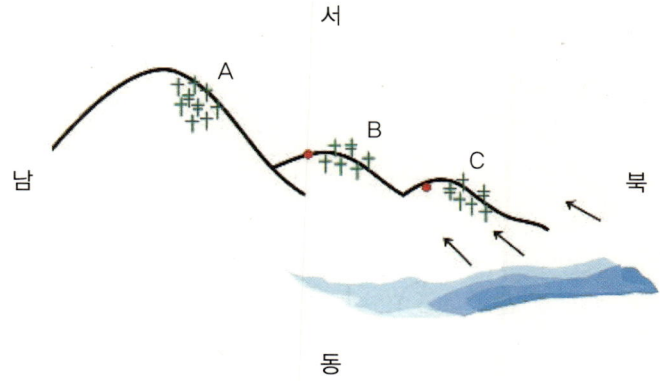

7

경사도가 완만한 산이 있고 그 아래에 큰 시냇물이 흐르고 있다. 북동쪽 능선에 나무 배열이 좋다. 산 아래 흐르는 시냇물에서 불어오는 바람으로 BC 지역에 산삼이 있을 확률이 높다.

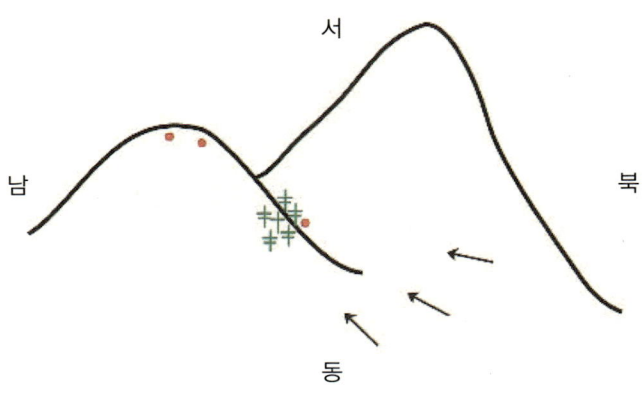

8

나지막한 산이 경사도가 완만하게 뻗어 있다. 서쪽에는 큰 산이 가로막고 있어서 오후의 강한 볕을 막아준다. 골짜기 아래에서는 시원한 바람이 불어온다. 이런 위치라면 능선 주변 어디에나 산삼이 있을 수 있다.

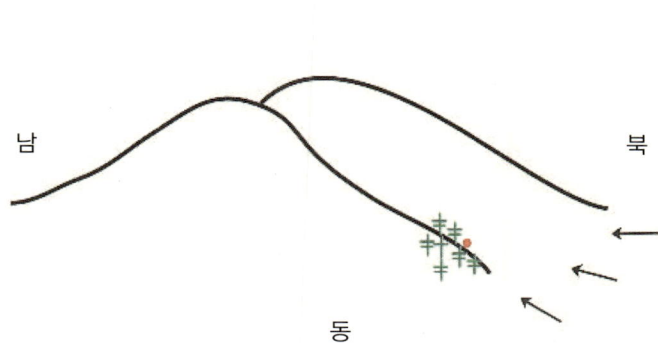

9

    이 산도 완만하게 경사도를 유지하며 북동쪽으로 뻗어 있다. 서쪽은 높은 산이 그늘이 되어주고 북쪽에서는 시원한 바람이 불어온다. 산삼이 자생할 조건을 충분히 갖춘 것이다.

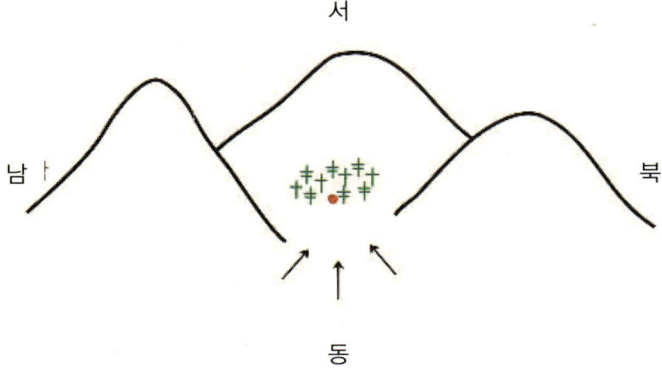

10

 골짜기의 마지막 끝에 삼태기같이 오목한 산이 있고 양 옆에는 큰 산에서 뻗어 나온 작은 산이 앞으로 나와 있다. 골짜기 아래에서 불어오는 바람이 모두 한곳에 모이는 지점에 나무 배열이 좋다. 이런 곳에는 산삼이 있다.

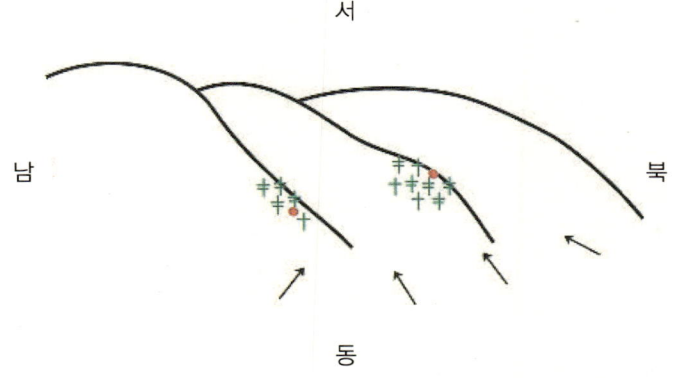

11

비슷한 산줄기가 북쪽으로 뻗어 있다. 능선을 중심으로 동쪽과 서쪽으로 나뉘는데 현재 나무의 위치는 동쪽에 있고 능선 부위는 북동쪽이라 하겠다. 산삼이 자생할 확률이 높다.

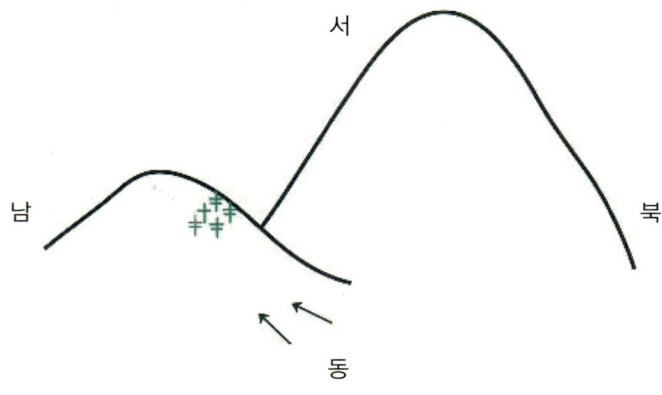

12

　동북간 방향에 있는 산에 나무 배열이 좋은 숲이 6부 능선에 있다. 능선 아래에서는 시원한 바람이 불어온다. 이런 조건에서는 산삼이 자생할 수 있다.

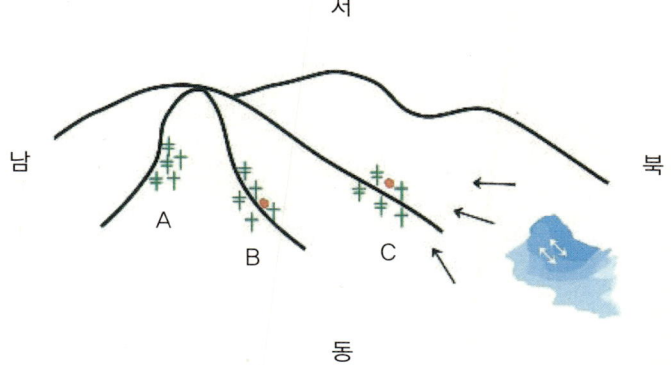

13

 큰 산이 골짜기를 여러 개 형성한 채 북쪽을 바라보고 있다. 이런 경우 아래로 뻗어 내린 날등을 중심으로 동북 간 방향이 나온다. 게다가 나무 배열이 좋다. 큰 시냇물도 있다. BC에 산삼이 자생할 수 있다.

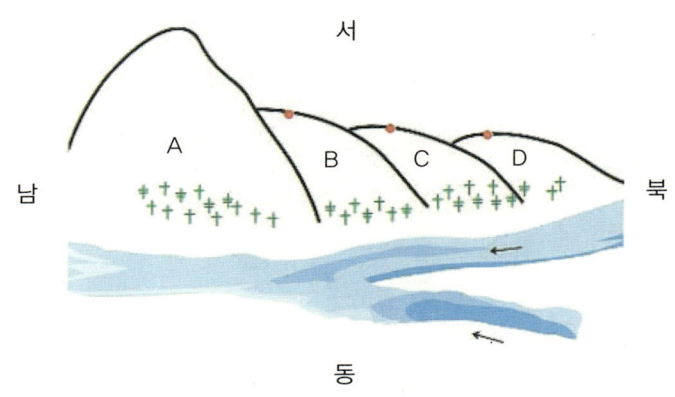

14

산이 동쪽에서 서쪽으로 이어져 있다. 북쪽에는 산의 날등이 형성되어 있고 그 아래에는 서쪽에서 동쪽으로 큰 냇물이 흐른다. 나무 배열은 산 아래쪽에 형성되어 있다. 이런 경우 BCD의 정상에 숲이 있다면 산삼이 있을 수 있다.

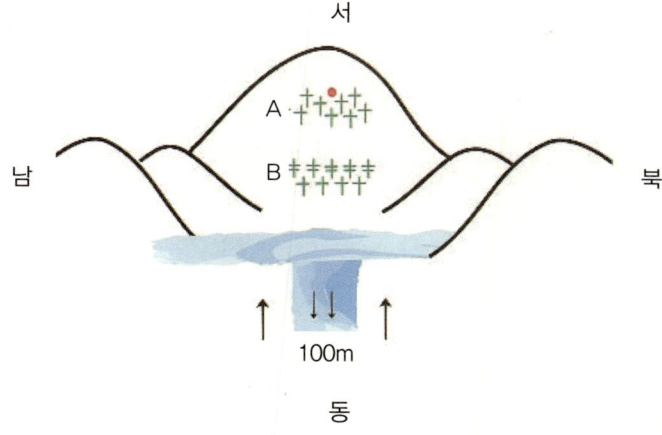

15

　큰 산이 골짜기 마지막 부분에 있고 그 좌우에 낮은 산들이 동쪽을 향하여 뻗어 있다. 그 앞에는 골짜기에서 흘러나온 큰 냇물이 흐르고 있다. 바람은 골짜기로 불어온다. 이런 경우 A에 산삼이 자생할 수 있다.

16

큰 산에 산줄기가 북쪽을 향해 뻗어 있다. 나무 배열은 정상 쪽과 4부 능선 동북간에 형성되어 있다. 북쪽 벌판 쪽에서 시원한 바람이 숲으로 불어오고 있다. 산삼은 B에 있을 수 있다.

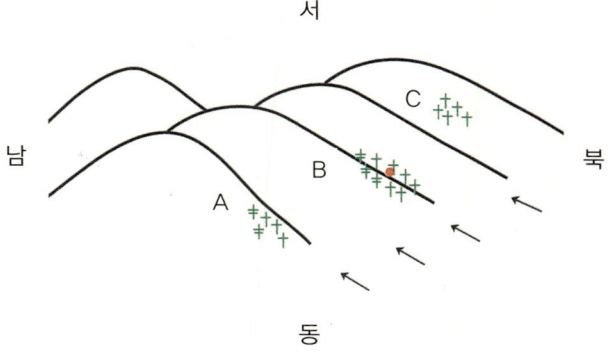

17

산이 동쪽에서 서쪽으로 이어지는데 서쪽에 있는 산이 가장 높다. 북쪽으로 뻗어 내려간 산줄기마다 동북간 날등을 이루고 있다. A는 동쪽에, B는 능선 좌우에, C는 서쪽 능선 아래에 숲이 있다. B에 산삼이 있을 수 있다.

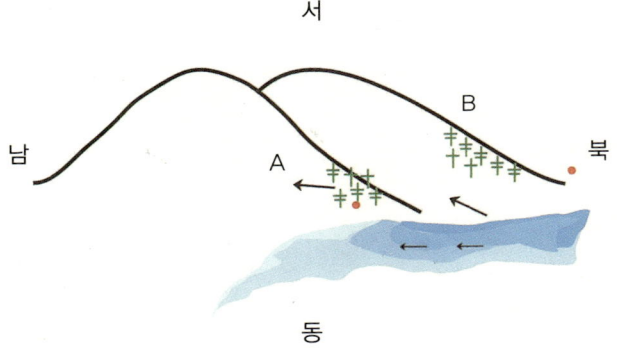

18

산 아래에 나무 배열이 좋다. 그 아래에는 시냇물이 흐르고 있다. 북쪽 들판 쪽에서 불어오는 시원한 바람이 산 아래 숲 쪽으로 몰아온다. 이런 경우 A에 산삼이 자생할 수 있다.

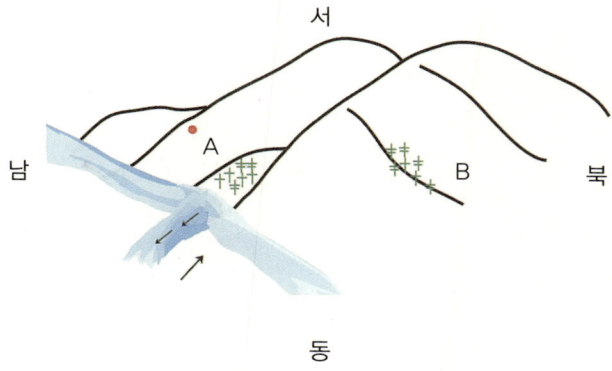

19

큰 산 골짜기에 나무 배열이 좋은 쪽은 A와 B이다. A는 동향, B는 북향에 있다. 큰 시냇물은 산 아래를 감돌아 흐른다. 이런 경우 AB 어느 쪽에도 산삼이 없다. A가 큰 시내와 너무 가까이 있다.

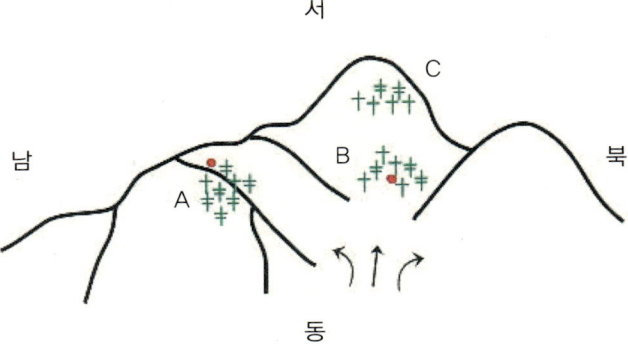

20

큰 산에 골짜기가 여러 개 있다. 동북간 방향에 있는 이 골짜기에는 산 아래에서 바람이 몰아 올라온다. A는 북향 능선 좌우에 숲을 이루고 BC는 큰 산 상단과 하단에 숲이 있다. AB에 산삼이 있을 수 있다.

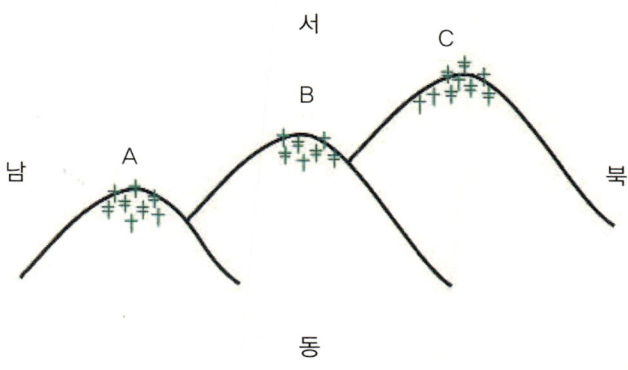

21

경사도가 가파른 산 세 개가 서쪽으로 나란히 서 있다. 나무 배열은 모두 산 정상에 알맞게 이루어져 있다. 정상은 하루 종일 강한 햇빛을 받아서 산삼이 자생할 가능성이 희박하다.

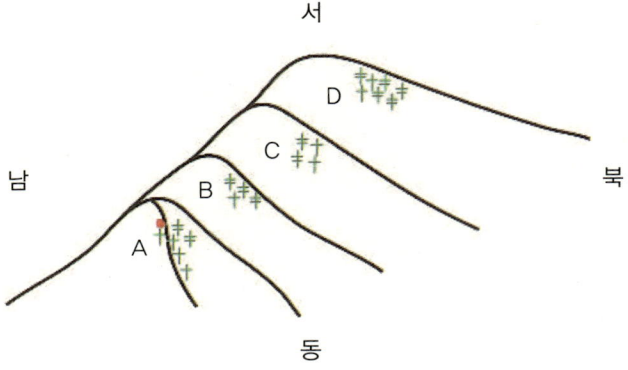

22

높은 산에 북쪽으로 산줄기가 여러 개 뻗어 있다. BCD는 모두 동쪽에 나무 배열이 잘 형성되어 있다. 그러나 A는 북동쪽에 나무 배열이 되어 있다. 이러한 경우 BCD는 산삼이 자생하기 어렵다. A를 주목해야 한다.

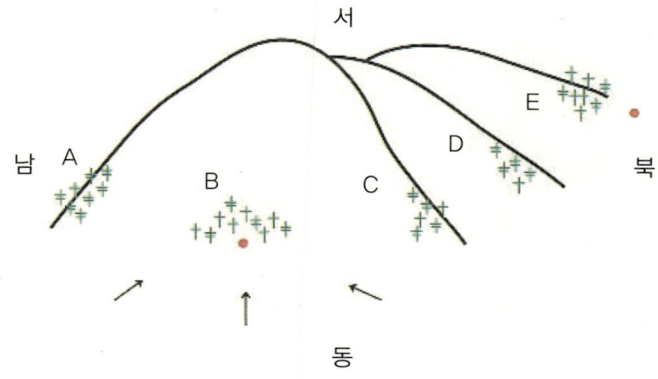

23

큰 산에서 여러 방향으로 산줄기가 뻗어 있다. ABCDE 차례로 2부 능선에서 7부 능선에 걸쳐 나무 배열이 좋다. B는 동북쪽 방향에서 바람이 불어오는 지점이어서 산삼이 자생하기 좋으나 나머지는 조건이 나쁘다.

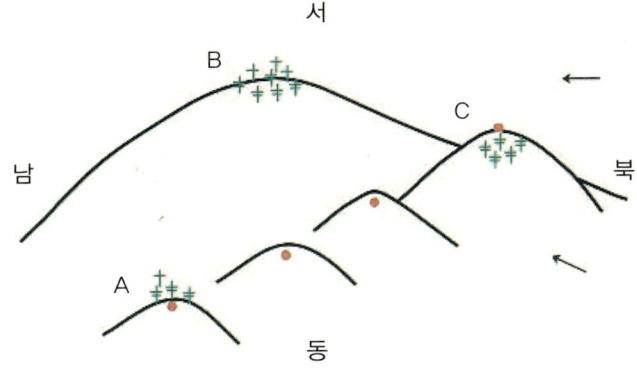

24

 남쪽에 큰 산이 있고 서쪽으로 점점 큰 산이 나란히 있다. 남쪽에 있는 산봉우리는 나무 배열이 좋으나 햇빛이 강하여 조건이 나쁘다. AC는 산 정상이지만 뒤에 큰 산이 가려줘서 산삼 자생조건이 좋다.

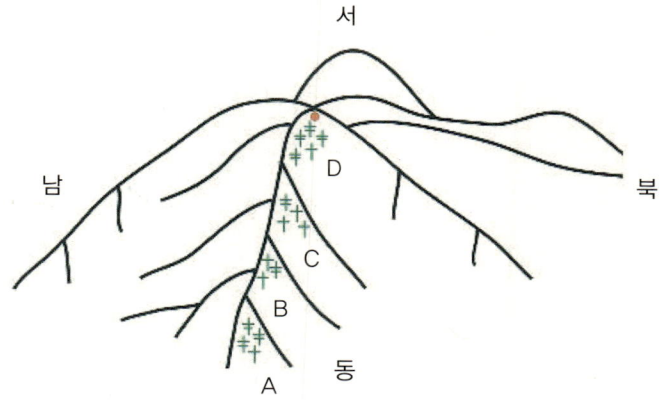

25

큰 산 동북 방향에 나무 배열이 좋다. 산 정상 뒤에는 더 큰 산이 있다. 이런 경우에는 ABCD 가운데 D가 조건이 제일 좋다. 서쪽에 산이 있고 시원한 바람이 정상에서 늘 불어오기 때문이다.

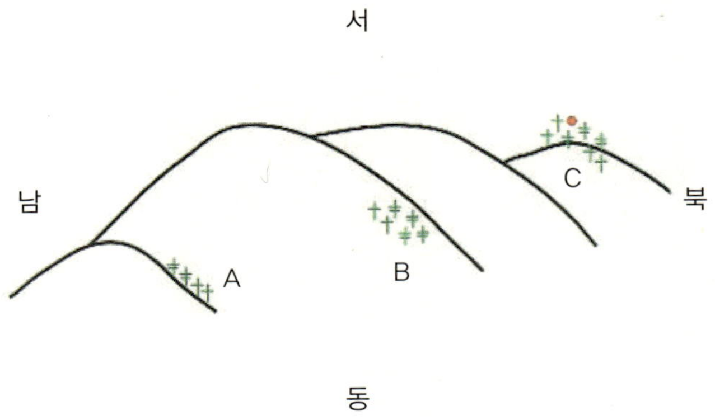

서

남　　　　　　　　　　　　　　　　　　　　　북
　　　　　　A　　　　　B　　　　　C

동

26

기다란 산이 북쪽으로 길게 뻗어 있다. 이처럼 기다란 산이 크고 작은 봉우리를 이루고 뻗어 있을 때 바람이 제일 많은 C가 조건이 가장 좋다. B는 동향이고 A는 북쪽 능선에 있어서 조건이 좋지 않다.

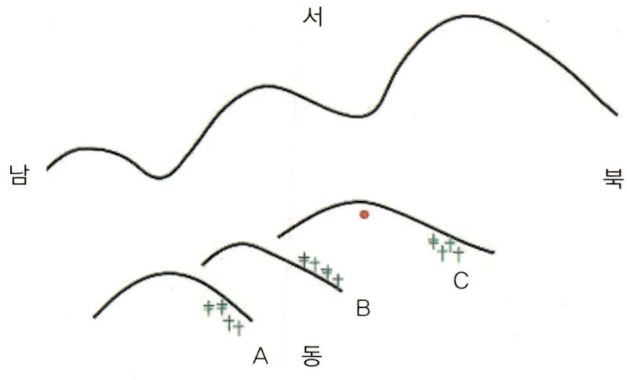

27

나지막한 산 뒤에 큰 산이 길게 뻗쳐 있다. 오후의 강한 햇빛을 차단해주는 효과가 있다. ABC 모두 산 중턱에 나무 배열이 좋으나 이런 경우 C가 가장 좋은 조건을 갖추었다고 하겠다.

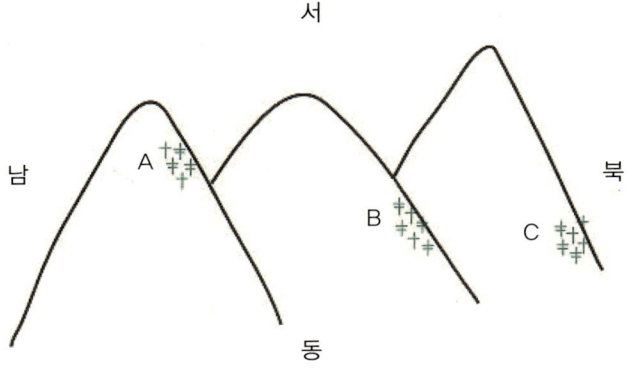

28

삼각형처럼 보이는 산이 세 개 있다. 경사도가 몹시 가파르다. 나무 배열은 9부 능선, 5부 능선, 2부 능선에 잘되어 있다. 방향도 어느 정도 동북간에 기울었으나 산이 경사도가 너무 심해 산삼은 자생하지 못한다.

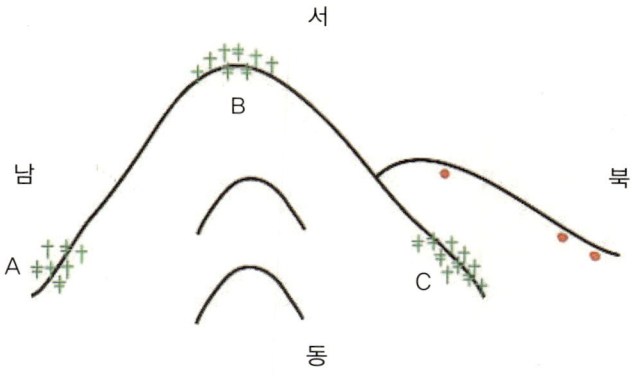

동쪽에 큰 산이 있고 서쪽에 작은 산이 있다. 나무 배열은 ABC 모두 큰 산에 있다. 경사도가 심하다. 이런 경우 산삼은 서쪽에 있는 산의 동북간 방향의 능선 아래와 정상 아래에 있다.

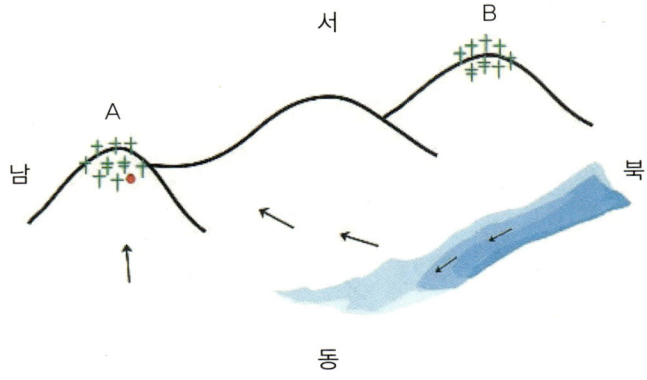

30

　동쪽에서 서쪽으로 길게 뻗어 있는 산 정상에 그림과 같이 AB에 나무 배열이 좋다. A는 동쪽에 있으나 산 뒤쪽에 큰 시냇물이 있고 그곳에서 시원한 물바람이 산 정상으로 쳐 올라와서 동쪽에 있지만 조건이 좋은 편이다.

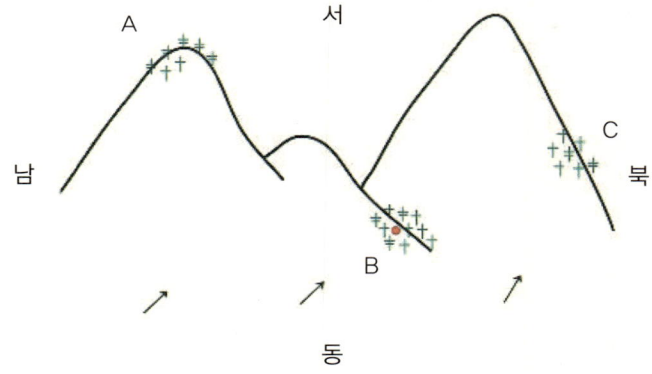

31

동서 양쪽에 큰 산이 있고 그 가운데에 낮은 산이 있다. 경사도가 비교적 완만한 편이다. A는 동쪽의 높은 산 정상에 나무 배열이 알맞게 되어 있지만 C는 가파른 5부 능선에 있어서 조건이 나쁘다. 산삼이 있다면 B지점일 것이다.

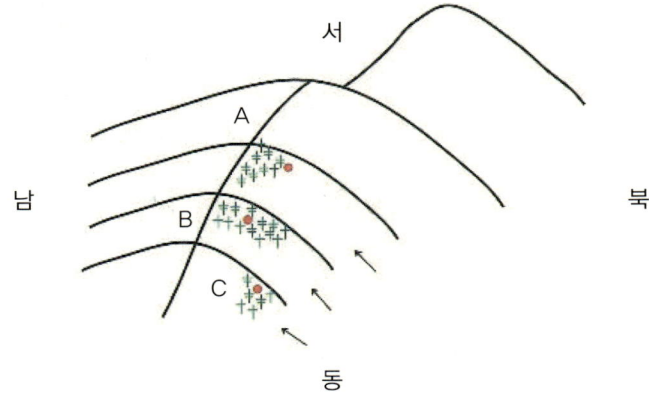

32

　서쪽에 높은 산이 있고 동쪽에 완만하고 나지막한 산이 산줄기를 여러 개 이루고 있다. 동북간 방향에 ABC 모두 숲이 조성되어 있고 아래에서 시원한 바람이 불어온다. 모두 조건이 좋다.

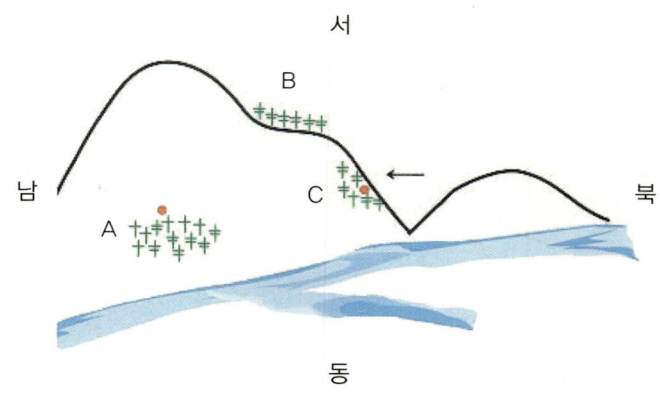

33

북쪽으로 뻗어나간 산이다. 동쪽부터 차례로 산이 낮아지고 있다. 산 아래에는 시냇물이 흐른다. 나무 배열은 ABC 지점에 잘 조성되어 있다. B는 바람이 없고 AC는 시냇물이 가까이 흘러서 좋다.

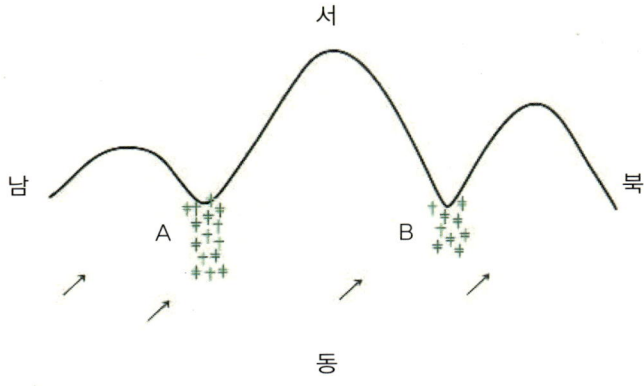

34

　낙타 등 같은 산이 북쪽으로 달리고 있다. 봉우리와 봉우리 사이에 나무 배합이 좋은 숲이 이루어졌다. 방향은 동쪽이다. 동남쪽에서 시원한 바람이 불어오나 숲에는 미치지 못한다. 조건이 모두 나쁘다.

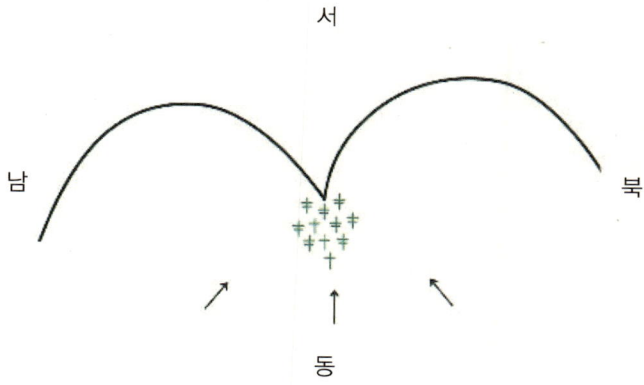

큰 산봉우리 둘 사이에 나무 배열이 잘 조성되어 있다. 그러나 동향이어서 산삼이 자라기는 미흡하다. 이런 경우는 산 아래 큰 시냇물이 있고 나무도 침엽수와 활엽수가 5:5로 조성되어 있어야 한다.

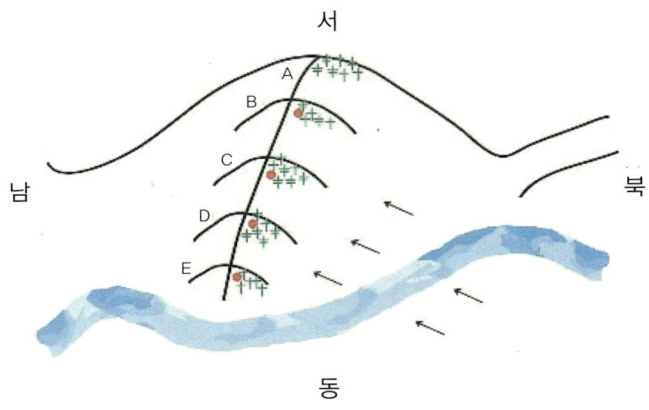

36

높은 산에서 뻗어나온 산등성이에서 다시 산줄기가 산 아래로 뻗쳐 있다. 산 아래로는 큰 시냇물이 흐른다. 동북 간이고 냇물에서는 바람이 곧바로 불어온다. BCDE 모두 가능성이 있다.

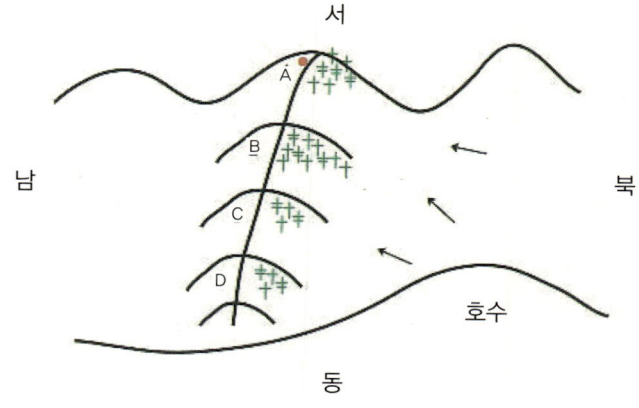

37

높은 산에서 뻗어나온 산등성이에서 다시 산줄기가 뻗쳐 있다. 그 아래로는 호수가 있고 호수에서는 시원한 바람이 불어온다. BCD에는 안개가 많아서 산삼이 자랄 수 없고 A지점이 가능성이 있다.

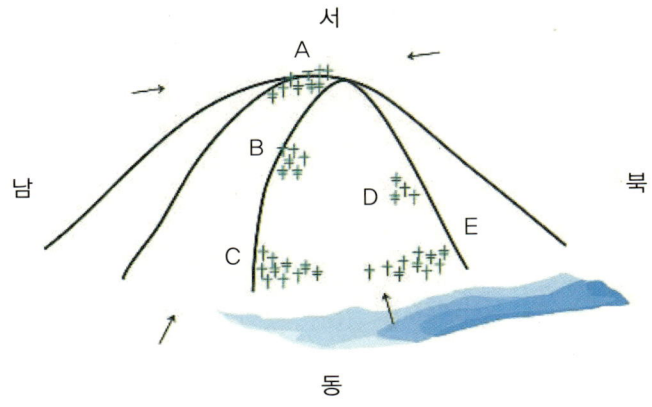

38

산이 완만하고 크다. 능선 주위로 나무 배열이 잘되어 있다. 능선에도 숲이 조성되어 있으며 토질도 좋다. 산 아래에는 폭이 100m 되는 강이 흐른다. 이런 경우 정상 부근이 가장 조건이 좋다.

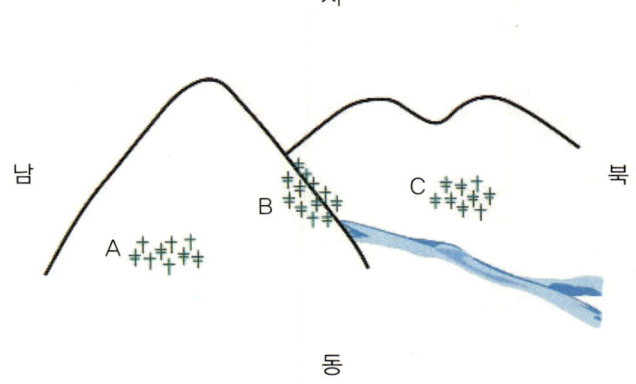

39

동쪽에 가파른 산이 있고 서쪽에 큰 산이 있다. 그 사이로는 큰 시냇물이 흐른다. 숲은 2부 능선에 조성되어 있다. 방향은 모두 북쪽이다. ABC 어느 곳에도 산삼이 자생할 가능성은 없다.

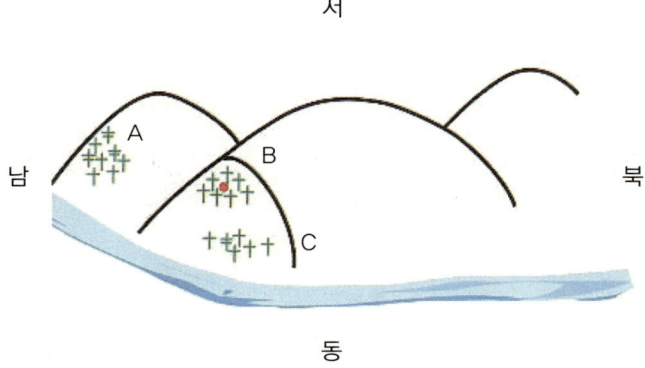

A는 동쪽 5부 능선에 있고 BC는 남동쪽에 있다. 모두 나무의 배열이 좋은데다가 폭이 20m 되는 시냇물이 산 밑으로 흐른다. 방향은 좋지 않지만 물이 있어서 B에 산삼 자생조건이 있다.

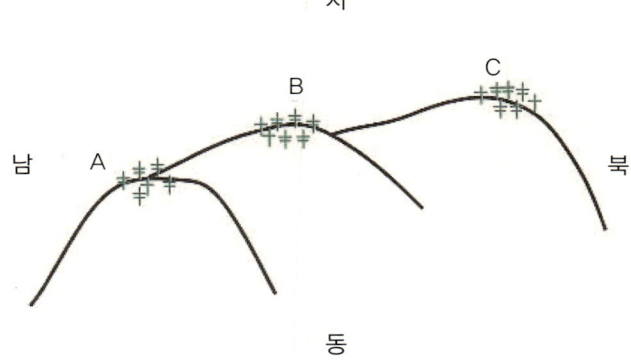

41

ABC 모두 산 정상에 나무 배열이 잘되어 있다. 어디서나 시원한 바람이 불어온다. 일조량을 많이 받는데다가 건조해서 산삼이 자생하기에는 조건이 좋지 않다.

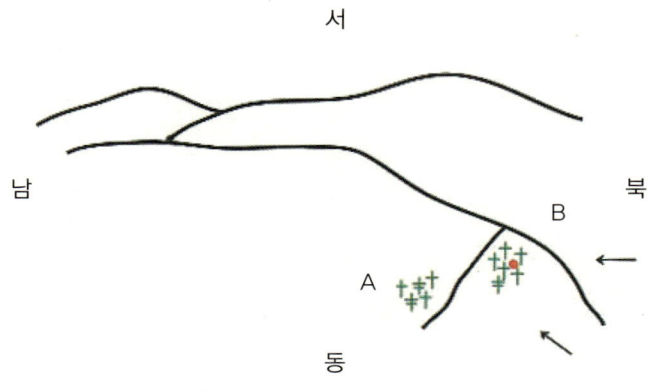

42

북쪽에 큰 산이 있고, 그 너머 서쪽으로 더 큰 산이 있다. A는 동쪽에 있고 B는 동북간에 있다. B는 산 아래에서 시원한 바람이 불어오는 곳이다. A보다는 B가 산삼이 자라기에 좋다.

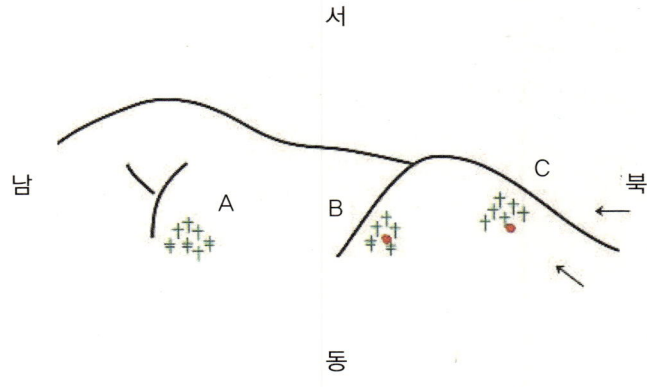

43

큰 산이 북쪽으로 길게 뻗어 있다. A는 골짜기에서 동쪽을 바라보고 BC는 모두 동북간 방향에 있다. 완만한 경사도에 바람까지 산 아래에서 불어온다. 산삼 자생조건이 좋은 곳이다.

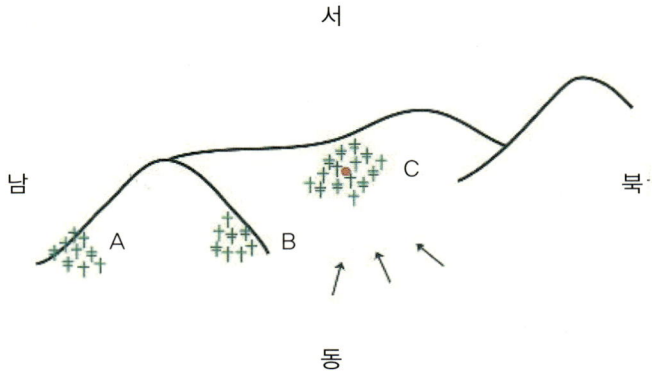

44

　AB는 동쪽에 있는 산기슭에 숲이 조성되어 있다. C는 탁 트인 산골짜기에 나무 배열이 넓어 좋은 숲이 조성되어 있다. 골짜기 아래에서 시원한 바람이 몰아온다. C는 산삼 자생조건이 좋다.

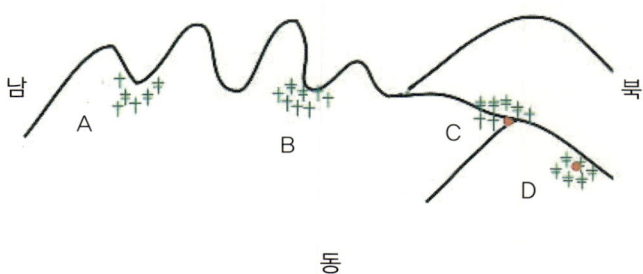

45

　AB는 산의 정상 부분에 있고 C는 동북간 정상에, D는 능선 아래에 있다. AB는 산삼이 자생할 가능성이 희박하다. CD는 방향과 나무 바람이 좋아서 산삼 자생조건이 좋다.

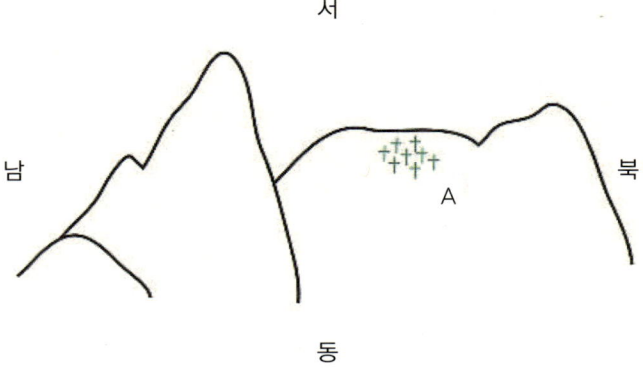

46

남쪽으로 큰 산이 높이 솟아 있고 그 뒤로도 높은 산이 뻗어 있다. A는 동쪽 방향을 향한 산의 정상 아래에 있다. 일조량도 많지만 바람도 좋지 않다. 여러 가지로 조건이 나쁘다.

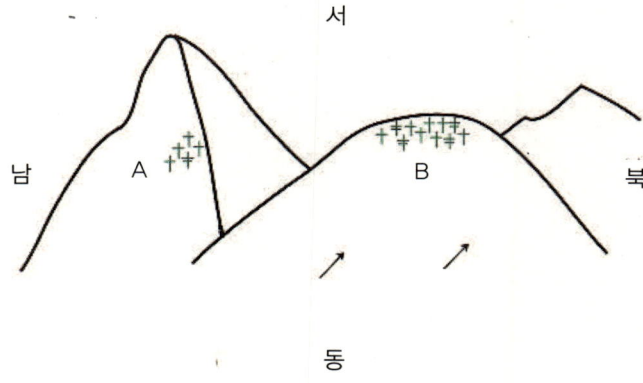

47

　A는 산의 경사도가 가파른 능선 근처에 있고 B는 큰 산 정상 아래에 있다. 밑에서 바람이 북쪽을 향해서 불어오지만 숲에는 별 영향이 없다. 산삼이 자생하기에는 좋지 않은 조건이다.

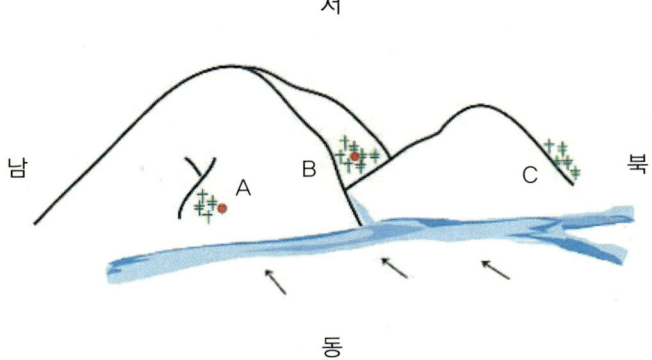

48

A는 동북간에 있고 B는 골짜기 안쪽에 있으며 C는 북쪽 능선 아래에 있다. 모두 시냇물에서 물바람이 불어오는 곳이다. 이런 환경은 일조량, 바람, 물, 방향이 모두 좋아서 산삼 자생조건이 좋다.

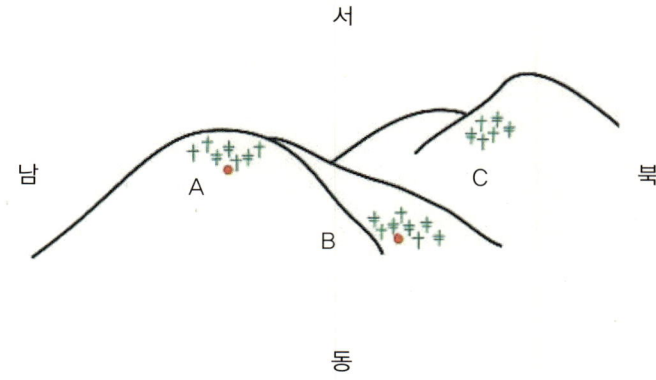

49

 A는 동쪽 방향에 있고 B는 동북간 방향에 있으며 C는 남쪽 방향에 있다. B는 산의 경사도가 15~20도로 완만한 데다 방향이 좋아서 산삼이 자생하기에 좋은 조건을 갖추고 있다.

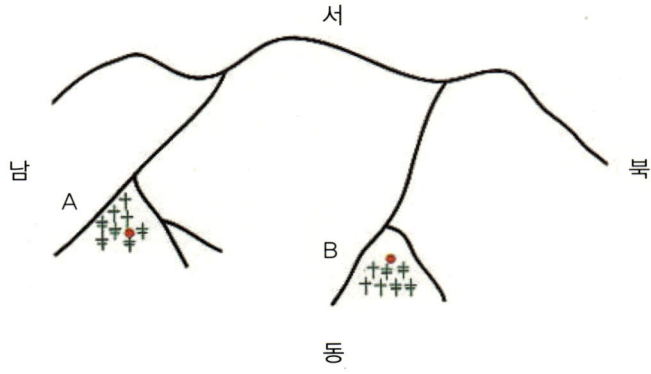

50

    AB는 모두 큰 산에서 뻗어 내려온 산줄기에서 동북간을 바라보고 있다. 산자락에 있으며 나무 배열도 이상적이다. 산 아래에서 바람만 불어 올라오면 더 좋은 조건이라고 하겠다.

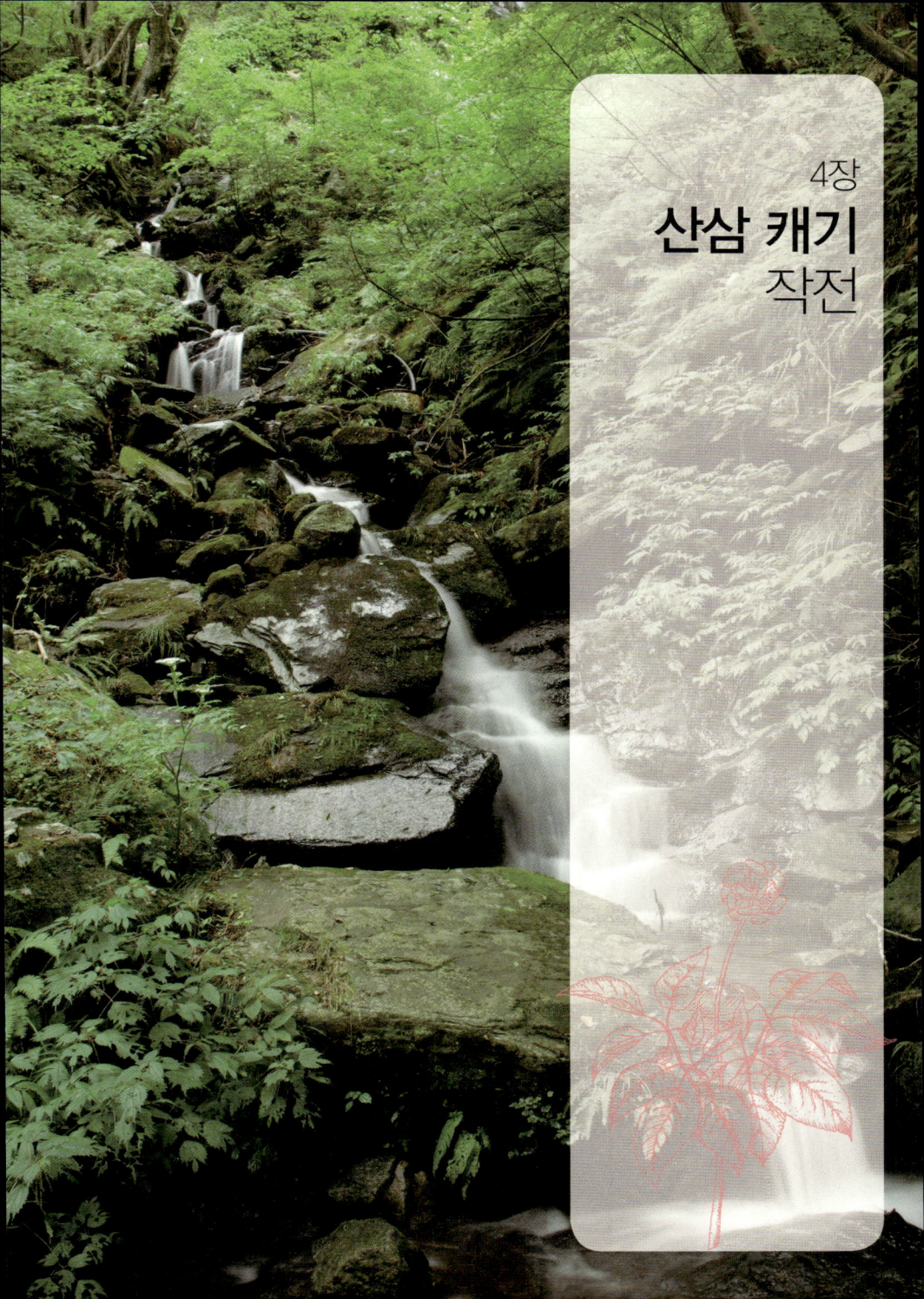

4장
산삼 캐기
작전

산삼 찾기

산삼 캐러 나가기 전날은 모든 준비물을 챙기고 먼 곳으로 갈 때는 자동차도 점검해야 한다. 이튿날 아침 작전지역에 오전 9시쯤 도착하는 것이 좋다. 아침 이슬이 마를 때쯤이 좋은 시간이다.

너무 일찍 도착하여 해가 뜨기도 전에 산에 오르면 동물들이 놀라서 달아나는 바람에 자신도 놀라게 된다. 산삼을 찾아다닐 때는 안정된 마음이 중요한데, 동물과 마주치면 자기도 모르게 마음이 들떠 산삼을 바로 찾기가 어렵다. 무엇보다 차분한 마음이 중요하다.

작전지역에 도착하면 자동차를 조금이라도 작전지역 가까이 대려고 하는데 이는 좋지 않다. 현지 주민들의 이목을 끌 수 있기 때문이다. 작전지역에서 조금 떨어진 곳이나 사람들의 눈에 잘 띄지 않는 곳에 자동차를 대는 것이 좋다. 자동차가 목적지에 도착하면 모든 준비물을 챙기고 예정한 장소로 이동해야 한다.

사전에 정찰활동을 벌여 산삼 자생지로 지목해놓은 곳으로 가서 산삼 캐기 작전에 들어가야 한다. 필자가 군사용어를 많이 사용하는 것은 산삼 캐기가 적진에 들어가서 적군을 포로로 잡아오는 것과 유사하기 때문이다. 산삼을 찾으려면 군인들이 수색작업을 하듯이 철저하게 수색활동을 전개해야 한다.

아무리 산삼 자생지를 잘 예측했다 해도 산에 가서 수색활동을 잘못하여 산삼을 발견하지 못하면 소용없다. 수색활동을 하다보면 때로는 암벽이 앞을 가로막기도 하고 때로는 엄청난 가시덤불이 앞길을 막아서 돌파하기가 어려운 경우도 있다. 그리고 산의 경사도가 가팔라서 수색을 포기해야 할 때도 있다.

산삼은 장애물 때문에 포기했던 바로 그 지점에 있을 수도 있다는 점을 명심해야 한다. 내가 편하게 수색할 수 있는 지역은 다른 사람들도 편하게 수색한다. 반대로 내가 수색하기 곤란한 지역은 다른 사람들도 곤란을 느끼므로 쉽게 포기한다. 필자는 첫 번째 수색활동에서 소홀히 넘어간 지역을 두 번째 수색하면서 산삼을 발견한 경험이 많다. 이처럼 산삼은 채삼꾼들에게 잘 나타나지 않는다. 그래서 옛날 심마니들은 산삼을 효자에게만 나타나는 신초(神草)라고 했다.

산삼 찾기 수색활동은 이 잡듯이 철저하게 해야 한다. 산삼 수색은 대원들이 세로로 한 줄로 서서 산을 끼고 돌며 수색하는 방법도 있고 산 정상을 향해 가로로 서서 산을 오르며 수색하는 방법도 있다.

산을 옆으로 끼고 돌며 수색하는 방법은 피로를 줄여주고 산삼이 2, 3부 능선에 있다면 산삼을 발견하기가 쉽다. 산 정상을 향해 전진하며 수색활동을 하다 보면 쉽게 피로하고 수색지역 범위가 좁다. 이런 방법은 산삼이 능선을 중심으로 자생할 때 쓴다. 그러나 산삼은 3부 능선 좌우에도 많다. 앞에서 얘기한 바와 같이 까치, 꿩, 비둘기 같은 조류들은 높은 산 정상까지 날아가지 않기 때문이다.

필자는 앞에서 4명이 산삼채취대를 조직하는 것이 좋다고 하였다. 4명이 동시에 수색한다면 세로로 한 줄로 서서 전진하며 산삼을 찾는 것이 좋다.

이때 대장은 위쪽에 서서 전체를 지휘하고 통솔하는 것이 좋다. 횡대로 서서 전진하다가 의심스러운 곳이 있으면 옆에서 수색하던 대원이 확인 수색을 하는 것이 좋다. 수색활동을 진행할 때 일직선으로만 나갈 것이 아니라 때로는 지그재그로 서로 엇갈리며 전진하는 것이 좋다.

산삼은 한두 뿌리가 자생하기도 하지만 군락을 이루는 곳도 있다. 군락을 이루는 지역은 쉽게 발견할 수 있지만 한두 뿌리가 자생할 때는 발견하기 어렵다. 어떤 산삼은 길옆에서 40여 년이나 자생했는데도 그 길을 지나는 사람들에게 발견되지 않고 채삼꾼들에게 발견된 적도 있다.

수색 중 산삼이 발견되면 맨 처음 발견자가 대원들에게 신호를 보내야 한다. 옛날 심마니들은 '심봤다'고 외쳤지만 요즘에는 그렇게 하지 않는다. 심봤다고 크게 외쳤다가 현지 주민과 마주치면 유쾌하지 않은 일도 종종 일어나기 때문이다.

필자가 인솔하는 팀은 산삼을 발견하면 '야호'라고 외치게 하였다. 등산객들이 자주 '야호'를 외치므로 현지 주민들에게서 오해

받을 소지도 없을 뿐만 아니라 '야, 好!'라는 말이 얼마나 좋은가. 야호 소리를 들으면 대원들은 모두 모여서 주위를 함께 수색한다. 이때는 산삼 발견지를 중심으로 4명이 각기 동서남북으로 흩어져 주위를 수색하는 것이 좋다. 산삼이 한 뿌리만 발견되어도 주변에 더 많은 산삼이 자생할 확률이 높기 때문이다.

산삼 군락지가 발견된다면 흥분하기에 앞서 마음을 가다듬어야 한다. 군락지의 경우 더러 산양산삼을 재배하는 곳일 수도 있다. 이런 곳에는 반드시 경고문이나 새끼줄 또는 철조망 같은 시설물이 있다. 그러면 채삼꾼은 더 지체하지 말고 그곳을 떠나야 한다. 오해받을 소지도 있지만 근처에 관리인이 있다는 사실을 항상 유념해야 한다.

산삼 군락지가 산양산삼을 재배하는 곳이 아니라면 차분하게 채삼활동을 전개해야 한다. 이때 산삼이 3지(枝) 이하의 어린 것이라면 그 지점에서 상봉 쪽 어딘가에 더 큰 산삼이 있을 수 있다. 이런 때는 그곳에서 채삼활동을 하는 것도 중요하지만 큰 산삼을 찾는 것도 잊어서는 안 된다.

산삼 자생지가 마을 뒷산이라고 예측되면 현지 주민을 의식해야 한다. 타지인이 자기 마을 뒷산에 와서 산삼을 캐간다면 자기들이 몰랐음에도 방관하지 않는다. 이런 경우는 자동차를 멀리 두고 산의 뒤쪽이나 아니면 다른 날개 부분부터 서서히 공략해야 한다. 분쟁이 발생하면 결과적으로 채삼꾼이 손해이기 때문이다.

산삼 캐기

산삼 수색작전 중에 산삼이 발견되면 대장은 대원을 모두 모이게 한다. 대장은 대원을 동서남북으로 세워놓고 근처를 샅샅이 수색하게 한다. 또 다른 산삼이 자생하는지 확인해야 하기 때문이다. 만약 군락을 이루었으면 그 경계선을 정확히 파악해야 한다.

산삼을 땅에서 직접 캐는 방법은 자생하는 산삼 수, 흙의 종류, 산삼의 위치에 따라 달리해야 한다.

일단, 산삼이 발견된 지역은 재수색을 끝낸 다음 산삼 캐기로 들어간다. 산삼을 발견한 대원이 지나치게 흥분하면 산삼을 캐다가 뿌리를 부러뜨리거나 곡괭이로 찍을 수도 있다. 그런 경우를 막기 위하여 대장은 여유를 찾도록 지시해야 한다. 산삼 발견자가 초심자이면 대장이 캐는 방법을 설명하면서 시범을 보여주는 것이 좋다. 산삼뿌리가 부러지거나 상하면 일단 상품 가치가 떨어지기 때문이다.

산삼을 캘 때는 산삼의 키가 크고 작음에 따라 삼대부터 거리를 정하여야 한다. 예를 들어 산삼의 키가 50cm쯤 된다면 삼의 둘레에서 30cm 정도 원을 그리며 땅을 파 들어가야 한다. 이때 산삼을 중심으로 오른쪽 상단에서 아래로 판 뒤 하단 쪽을 파고 이어서 왼쪽과 상단을 파면 된다.

산삼이 있는 위치에서 한쪽에 나무가 있다면 산삼뿌리는 나무

쪽으로 뻗어 있다는 사실을 명심하고, 그쪽은 다른 쪽보다 먼 곳에서 파 들어가야 한다. 산삼은 대체로 나무뿌리에서 영양을 섭취한다. 그래서 나무뿌리를 만난 산삼은 잔뿌리가 많다. 그리고 나무뿌리와 산삼뿌리가 엉켜 있다. 이런 경우 산삼을 캐는 데 유의해야 한다. 반대로 나무뿌리가 없는 곳에 있는 산삼은 잔뿌리가 별로 없고 뿌리가 영양분을 찾아 멀리 뻗어 있는 것을 볼 수 있다.

산삼이 두세 뿌리가 함께 있다면 전체를 하나로 보고 땅을 넓고 깊게 파 들어가야 한다. 산삼 군락지를 발견하면 일단 산양산삼 농장인지 확인한 다음 해당사항이 없으면 산삼 자생지역 경계선을 파악해야 한다.

대장은 대원들이 맨 아래쪽에서부터 위쪽으로 캐어 올라가게 해야 한다. 위에서부터 캐어 내려오거나 마구 뒤섞여서 산삼을 캐면 확인되지 않는 것도 있고 산삼 캐기에 혼란이 일어날 수도 있다. 아래서부터 위로 올라가며 산삼을 모두 캐고 나면 대장은 대원들을 한쪽 끝에 한 줄로 세운 다음 미처 캐지 못한 산삼이 있는지 확인하게 해야 한다.

산삼이 자생하는 지역이 어떤 토질로 되었는지 확인해야 한다. 두꺼운 부엽토 아래에 부드러운 황토로 되어 있으면 굳이 곡괭이를 대지 않아도 된다. 손으로 파는 것이 더 쉽게 빨리 캘 수 있다. 이런 경우 대개 ㄴ자형이거나 山자형, V자형의 산삼이 많다.

마사토 위에 부엽토가 덮여 있으면 땅이 단단하므로 끝이 날카

로운 부분으로 캐야 한다. 마사토에서는 산삼이 깊게 들어가지 못하는 대신 몸통이 대추를 옆으로 눕혀놓은 것같이 둥글며 뭉툭하고, 줄기는 지표면 쪽으로 올라와서 V자형의 산삼이 많이 나온다. 그리고 몸에 가락지를 끼고 있다.

  모래가 많고 자갈이 섞인 토질에서 성장한 산삼은 뿌리가 땅속 깊게 뻗어 내려간 것을 흔히 볼 수 있다. 배수가 잘되고 영양분이 부족하기 때문이다. 이런 때는 산삼이 있는 곳에서 30cm 이상 떨어진 위치에서 깊게 파 들어가야 한다. 이런 토질에서는 직삼 형태의 산삼이 나온다.

  산삼은 자생하는 위치와 환경에 따라 뿌리 모양과 뿌리가 뻗어나간 상태가 다르다. 만약 가파른 언덕에 산삼이 있다면 뿌리는 물이 부족해서 흙이 많은 쪽으로 뻗어나간다. 경사도가 가파른 곳에 있는 산삼은 양옆을 판 다음 아래쪽 먼 곳에서부터 파는 것이 산삼을 다치지 않고 캘 수 있는 방법이다. 이런 곳에서 캔 산삼은 ㄴ자형이나 ㅅ자형인데 잔뿌리에 방울(옥주)을 달고 있는 경우가 많다.

  소나무나 참나무 아래에 바짝 붙어서 자생하는 산삼을 캘 때는 나무가 없는 쪽에서부터 캐야 하는데 깊이 파야 한다. 경우에 따라서는 나무뿌리를 톱질하여 제거해야만 하는 경우도 있다. 앞에서도 언급했지만 나무 근처에 있는 산삼은 뿌리가 모두 나무 쪽으로 뻗어나가고 있는 만큼 나무가 있는 쪽은 곡괭이질을 주의해야 한다.

  바위 아래나 바위 사이에서 산삼이 자생하는 사례도 볼 수 있다.

이런 때는 강한 쇠막대기로 된 지팡이를 이용하여야 하며 주의를 많이 해야 한다.

이 밖에도 산삼은 여러 악조건 속에서 성장하는 경우가 많다. 무엇보다 산삼뿌리가 다치지 않게 캐는 것이 가장 중요하다.

산삼을 캔 자리는 흙이나 낙엽으로 원상복구를 해놓는 것이 좋다. 이것은 채삼꾼들의 기본예의인 만큼 꼭 실천하여야 한다. 그리고 가지고 갔던 휴지, 담뱃갑, 비닐 등을 주변에 떨어뜨리고 오면 안 된다. 산삼을 캔 자리는 어떠한 흔적도 남겨서는 안 된다. 채삼꾼들은 자연보호운동에도 앞장서야 한다.

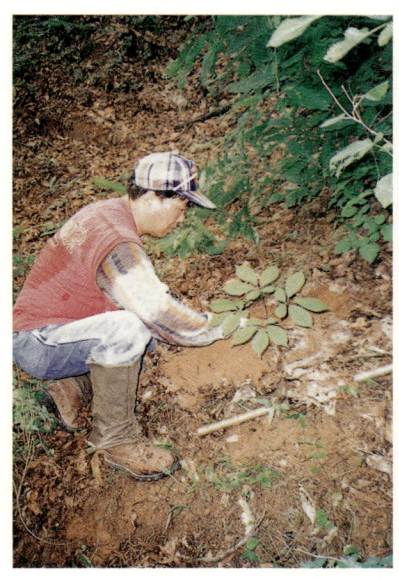

산삼을 캐고 있는 모습

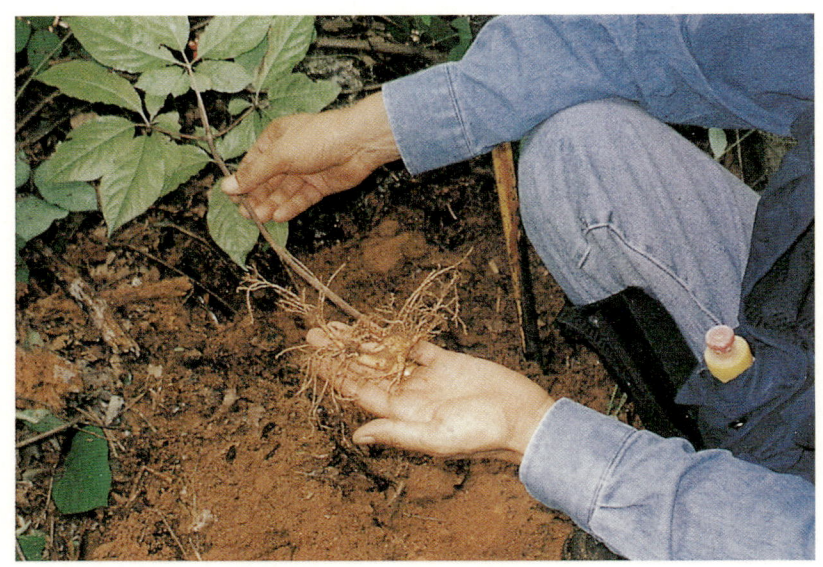

산삼을 캐고 난 뒤 뿌리를 살펴보는 모습

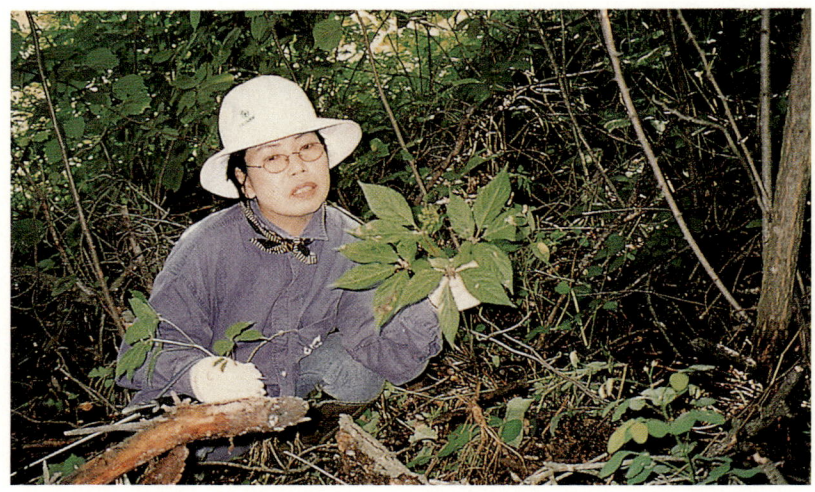

여성 채삼꾼이 산삼을 캐어 드는 모습

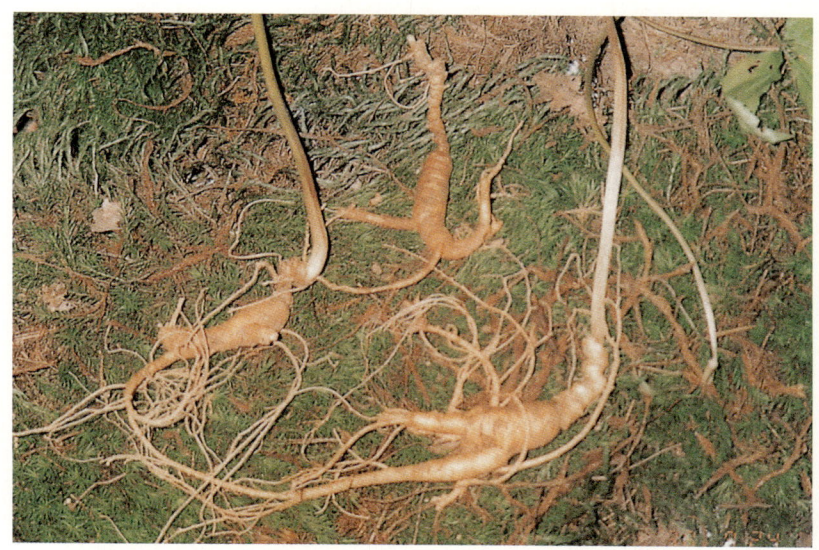
캔 산삼을 늘어놓은 모습

산삼 이송 · 보존하기

산에서 캔 산삼은 그대로 싱싱하게 집으로 가져오는 일이 중요하다. 부주의해서 삼대가 부러지거나 삼잎이 시들면 상품 가치가 떨어질 뿐 아니라 보존에도 문제가 생긴다. 더구나 뿌리가 상하면 상품 가치는 아주 떨어진다.

초심자의 경우 삼대는 뜯어버리고 도라지나 잔대처럼 뿌리만 가지고 오는데 산삼은 삼잎에 사포닌 성분이 많이 함유되어 있다.

옛날 심마니들은 바위옷에 싸서 물을 뿌리고 참나무 껍질을 벗겨서 다시 싼 다음 칡넝쿨로 묶어서 망태에 넣어 가지고 왔다지만 그렇게까지 할 필요는 없다. 바위옷이 흔한 것도 아니고 산삼을 가져오려고 참나무 껍질을 벗겨서도 안 된다.

비닐봉지를 주머니에 넣고 갔다가 산삼을 캐면 그곳에 넣어 가져오면 된다. 그 대신 자동차 트렁크에는 아이스박스를 준비해야 한다. 아이스박스에 넣은 다음에는 하루 종일 가지고 다녀도 괜찮다.

집으로 가져와서는 한지나 신문지 위에 놓고 뿌리 부분에 산에서 가져온 흙을 약간 뿌린 다음 물뿌리개로 물을 뿌리고 종이로 가볍게 싸서 냉장실이나 김치냉장고 같은 곳에 넣어두면 된다. 그리고 일주일에 한두 번 꺼내 흙 부분에 물을 뿌려주면 된다. 이때 잎에다 물을 뿌리면 잎이 얼거나 상할 수 있으니 조심해야 한다.

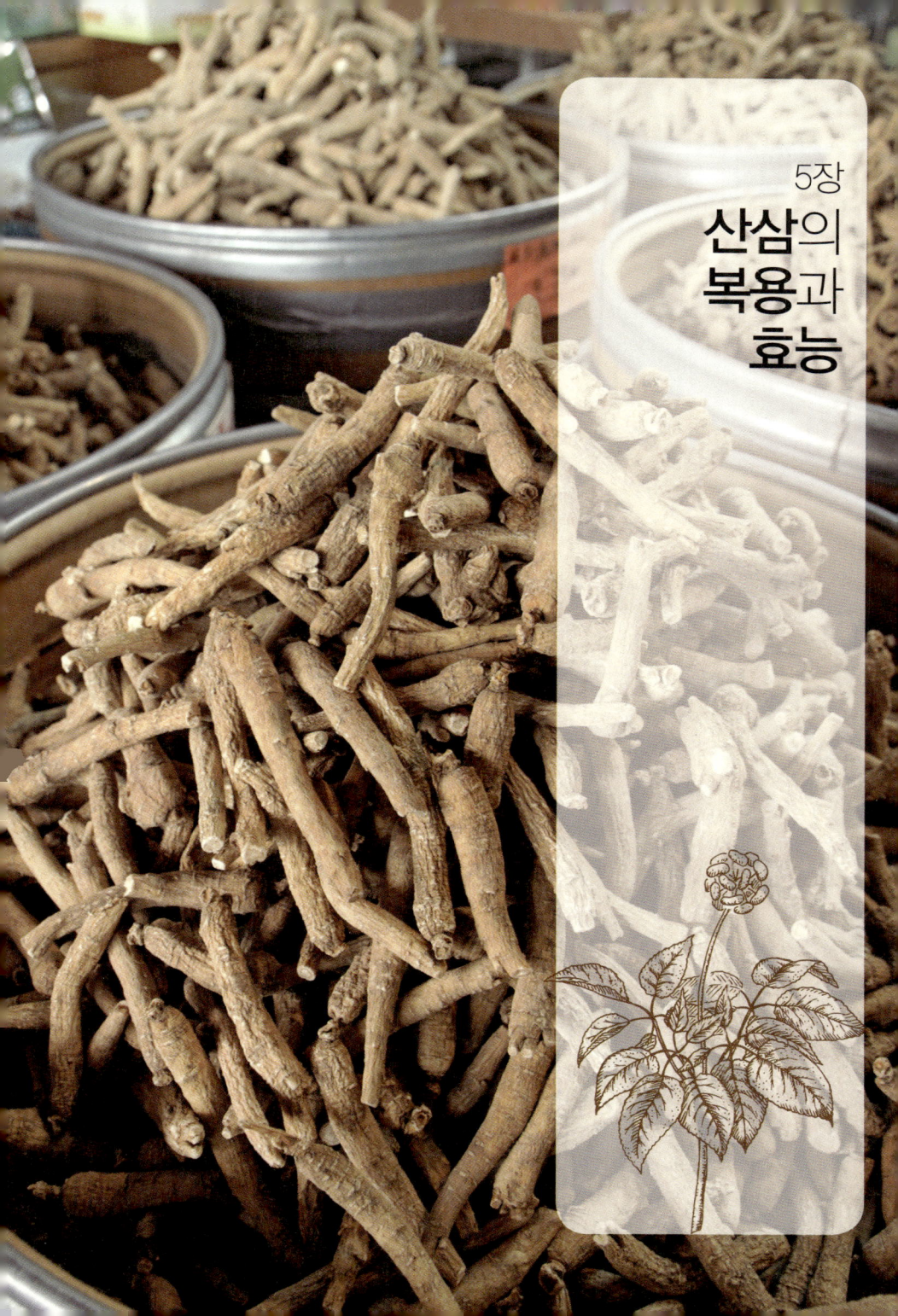

5장
산삼의 복용과 효능

산삼 감정보다 더 중요한 것은 효능 연구

산삼을 비과학적으로 감정하기 시작한 것은 산삼 캐는 사람이 많아진 2002년부터다. 우리 산삼이나 산양산삼의 성분(품질), 효능, 품종을 과학적으로 연구해 입증할 방법이 없다 보니 관행에 따른 것으로 보인다. 그러나 지금은 모든 연구가 과학적으로 가능해 객관성 없이 감정하다가는 민·형사상 책임을 피할 수 없다.

지금은 산삼이나 산양산삼을 과학적으로 연구하여 합당한 가격에 안심하고 먹을 수 있도록 책임 판매를 하는 업소들이 많다. 이제는 산삼을 부의 축적 대상으로 보는 일이 없어야 개인은 물론 산삼업계가 성공하고 발전할 것이다.

암 환자가 산삼을 복용할 경우

우리 몸속에는 누구에게나 암세포가 약간씩 있다고 알려져 있다. 그러나 어떤 사람이 암세포를 이기지 못하는지에 대한 연구는 아직 미흡해 확실한 답을 내놓지 못하고 있다.

암 환자들은 몸은 물론 마음까지 고생이 이만저만이 아니다. 하지만 하늘이 무너져도 다 잘못되는 것은 아니다. 언제 어디서든 희망은 있다. 필자가 암 환자들을 만나며 느낀 것은 근육의 양에 차이가 있다는 것이다. 근육량은 면역력과 아주 밀접한 관계가 있다.

  암 환자들이 삼을 복용할 때는 운동을 서서히 하면서 삼을 소량씩 복용하면 반드시 효과가 있다.

  운동하는 방법은, 배꼽을 중심으로 상체 쪽의 암이면 상체운동을 비중 있게, 아주 천천히 조금씩 하면서 서서히 양을 늘려간다면 효과를 볼 수 있다. 하체 쪽 환자는 실내자전거를 타면서 조금씩 운동량을 늘려가고 산삼이나 산양산삼의 열수추출물을 장기간 복용하면 도움이 많이 된다. 암이 많이 진행됐을 때는 예외일 수 있지만 너무 비관적으로만 생각해서는 안 된다.

  삼의 양은 체중에 비례해서 먹어야 한다. 예를 들어 체중이 30kg이면 10g짜리 삼을 용기에 넣고 물을 600mL쯤 넣은 다음 5시간 정도 달인 후 삼과 삼 달인 물 약간을 믹서에 넣고 곱게 갈아 달인 물 전체와 섞어 냉장실에 보관하였다가 잠자기 30분쯤 전에 200mL 정도를 따뜻하게 해서 먹으면 된다. 이렇게 매일 복용하면서 결과를 지켜보면 1개월 이내에 효과를 느낄 수 있을 것이다(10g을 달이면 3일 정도 복용할 수 있다).

  복용 1개월 뒤부터 효과가 있으면 3~5개월 더 복용해야 한다. 위암 환자의 경우 미음으로 시작하는 것이 좋을 수도 있다.

당뇨는 완치할 수 있다

그동안 국내에서는 우리의 산삼이나 산양산삼을 과학적으로 연구하기가 어렵다 보니 부끄러운 일이 많았다. 지금은 다행히 성분과 효능 그리고 품종 연구까지 가능하여 노력 여하에 따라 개인은 물론 업계 전체가 발전할 수 있게 되었다.

필자는 2011년 7월 29일 부산동의대학교 한의과대학 신순식 교수팀에게 *Db/Db* 마우스 당뇨모델에서 산양산삼 당뇨 개선효과 실험을 의뢰했고, 2개월 동안 경구투여한 결과 놀라운 사실을 확인했다. 실험에는 혼효림에서 기르고 잎이 9월 중순에 떨어진 산양산삼을 사용했다. 잎이 달려 있는 기간이 긴 만큼 광합성이 잘된 것이었다.

실험 결과를 살펴보면 산양산삼은 부작용이 전혀 없고 간독성 지표인 AST(GOT), ALT(GPT)의 개선은 물론 중성지방과 자유지방산을 개선하는 효과가 큰 것으로 확인됐다. 또 몸속의 나쁜 LDL 콜레스테롤은 줄여주고 HDL 콜레스테롤은 늘려주는 것으로 나타났.

혈중 인슐린 농도를 높이고 혈당을 내림으로써 당뇨병을 개선하고 지질대사를 개선해 심혈관질환의 위험인자인 이상지질혈증을 개선하는 효과가 있어 당뇨병의 심혈관질환을 예방하고 개선할 수 있을 것으로 본다.

산양산삼이 몸 안에 들어가면 나쁜 콜레스테롤은 몸 밖으로 내보내고 몸에 좋은 콜레스테롤의 양을 오히려 늘려 정혈작용이 가능하다. 이러한 결과가 나온 것은 광합성이 잘된 산양산삼은 사포닌 성분은 물론 아주 중요한 정유성분이 많이 함유되어 있기 때문이다.

이번 실험의 또 다른 의미는 복용량의 중요성을 알았다는 것이다. 산양산삼의 열수추출액을 250, 500, 1,000mg/kg의 농도별로 8주간 경구투여한 결과 500mg을 투여한 마우스에서 아주 좋은 결과가 나왔기 때문이다.

열수추출액을 만들 때(부록의 논문 참조)는 달여도 물의 양이 줄어들지 않는 용기를 사용하는 것이 좋다. 달이는 생삼의 양은 전초의 중량을 기준으로 자기 체중의 1/10000이 좋은 것으로 연구되었다. 예를 들면 생삼 10g짜리를 달일 경우 물 400mL를 함께 넣어 5시간 정도 달인 다음 삼을 꺼내어 달여진 물 약간과 함께 믹서기에 넣고 곱게 갈아 달인 물 전체와 섞는다. 이를 냉장실에 보관하였다가 잠자기 30분 전에 따뜻하게 하여 체중이 50kg인 사람의 경우 이틀에 나누어 복용하면 좋다.

당뇨 환자는 아침 공복당이나 식후 당수치가 많이 높지 않다면 2~3개월 꾸준히 복용하는 것이 좋다. 발톱의 색이 검고 두껍거나 합병증이 나타났으면 5~6개월 복용하며, 하체 근육량을 꾸준히 늘리면 운동량에 따라 완치기간은 다를 수 있지만 반드시 완치된다.

운동은 식사 후 30분 정도 지났을 때 하는 것이 좋다. 약을 복용할 경우 처음부터 무리한 운동을 너무 오래하면 혈당이 내려가 현기증이 나타날 수 있으므로 운동량을 서서히 늘리는 것이 중요하다. 근육량을 늘려야 하는 이유는 몸속의 에너지를 근육에 보관하기 때문이다. 또 칼로리를 소모하고 면역력을 높이는 것도 근육이 하는 일이다.

참고로 운동선수들은 근육량이 많아서 당뇨에 걸리지 않는다. 따라서 먹은 만큼 운동해야 하며 운동한 만큼 먹어야 당뇨는 물론 모든 병으로부터 안전하다. 운동하지 않으면 나이가 들수록 근육량은 계속 줄어든다.

당뇨환자가 되도록 멀리해야 할 식품은 다음과 같다.

- 단맛이 있는 청량음료, 특히 아이스크림
- 기름에 튀긴 음식
- 탕 종류, 술과 흰쌀밥, 면 종류

그러나 운동량이 늘어나면서부터는 등심과 살코기 등으로 단백질을 보충해야 한다. 야식은 되도록 삼가야 한다.

산삼은 아토피 피부염의 킬러

요즘 아토피로 고생하는 어린아이가 너무 많다. 그런데 아토피는 현대의학으로도 치료하기가 쉽지 않은 것 같다. 그러나 광합성이 잘되어 정유성분이 많이 함유된 산삼이나 산양산삼은 아토피 피부염의 킬러일 정도로 효과가 탁월하다.

그런데도 삼은 발열작용이 있다고 잘못 알려져 치료에 쓰지 않는다. 심지어 아토피 임상실험을 신청해도 이러한 이유로 허가가 나지 않는다. 아토피 임상실험을 하려면 먼저 동물실험 등의 예가 있어야 한다고 한다.

그러나 이렇게 잘못 알려진 것은 복용법에 대한 연구를 제대로 하지 않았기 때문으로 보인다. 필자는 20년 이상 산삼 연구에 매달리면서 가장 중요한 복용방법과 양에 대해 심혈을 기울여왔다. 예를 들면 중이염이나 비염이 있을 때 산삼을 생으로 많이 먹으면 머리가 정말 심하게 아프다. 그리고 위장장애가 있어도 생으로 많이 먹으면 설사를 한다.

그 밖에 갑상선이나 호흡기 환자, 혈중지질대사에 문제가 있어도 심한 몸살 등이 올 수 있다. 그러나 복용방법에 따라 양을 잘 맞추면 아토피의 경우 많은 양을 복용하지 않더라도 깜짝 놀랄 정도로 탁월한 효과를 볼 수 있다. 이렇게 혈액을 깨끗하게 해주니 만병통치약이라고 했는지도 모른다.

이때 꼭 열수추출액으로 복용해야 하며 하루 복용량은 체중의 1만분의 1 이하로 음용하여야 한다. 그리고 되도록 많이 움직이게 한다. 아토피 증상이 얼굴까지 있으면 3개월 정도 시간이 필요하지만 목 밑으로 몸과 다리에만 있으면 2개월 정도면 완전히 낫는다.

운동선수들에게는 최고의 보약

운동하는 젊은이들은 근육을 강화하려고 육식을 자주 하는 편인데, 이때 산삼이나 산양산삼을 같이 먹으면 정말 효과가 좋다.

삼을 먹고 운동하면 피로도 덜하고 숨이 덜 차며 2~3개월 복용한 뒤에는 힘을 쓰는 데 도움이 많이 된다.

운동선수들은 근육량이 많아 삼 성분을 근육에 저장하였다가 오래 쓸 수 있다. 따라서 일반인보다 효과를 빨리 볼 수 있으며, 그 효과가 오래 지속되므로 꼭 필요한 보약이라 할 수 있다.

운동선수들은 근육량과 비례해서 먹으므로 체중이 70kg이라면 하루에 약 7~10g의 산삼이나 산양산삼을 열수추출물로 만들어 복용하면 좋다.

산삼의 기타 효능

광합성작용이 잘된 산삼이나 산양산삼에 들어 있는 정유성분은 몸속의 혈액을 맑게 해 면역세포와 피부세포 등에 효능이 있다. 면역력을 높이는 데는 이보다 더 좋은 물질이 아직 없다. 알레르기성 비염이나 치매, 갑상선, 기미, 여드름, 특히 피부가 거칠거나 다한증, 발육부진, 만성피로는 물론 어린아이의 두뇌활동 촉진에도 효과가 정말 좋다. 물론 중년을 넘어서면서 고민하는 성욕에도 탁월하다.

더 좋은 효과를 보려면 전신운동을 몸에 맞게 하면서 열수추출물을 만들어 복용하면 되는데, 그 차이는 엄청나다. 하루 산삼 복용량은 체중의 1만분의 1에서 1만분의 2 이내가 적당하다.

그동안 삼 복용에 대한 연구가 전혀 없다 보니 삼이 발열식품으로 잘못 알려져 있는데 절대로 그렇지 않다. 열이 많은 사람은 그 사람에게 맞추어 복용하면 된다. 특히 한여름에도 삼을 복용하면 안 된다는 말이 있는데 이 역시 잘못된 판단이다. 운동하면서 땀을 흘리고 열수추출물을 복용하면 피부에 이보다 더 좋은 물질은 아직 없다고 본다.

다만, 삼을 먹어서는 안 되는 경우가 있다. 예를 들면 삼을 먹으면 모유가 마르므로 산모는 절대로 복용하면 안 된다. 이는 산삼이나 산양산삼이 몸속에 있는 염증물질을 제거하는 데 탁월하다는 증거이기도 하다. 그렇기 때문에 염증물질이 몸에 많은 분들은 장기간 음용하면 절대로 실망하지 않는 것이다. 또한 모든 질병은 염증물질 등이 쌓여 생기기 때문에 예방을 위해서라도 삼을 평소에 음용하면 좋은 것이다.

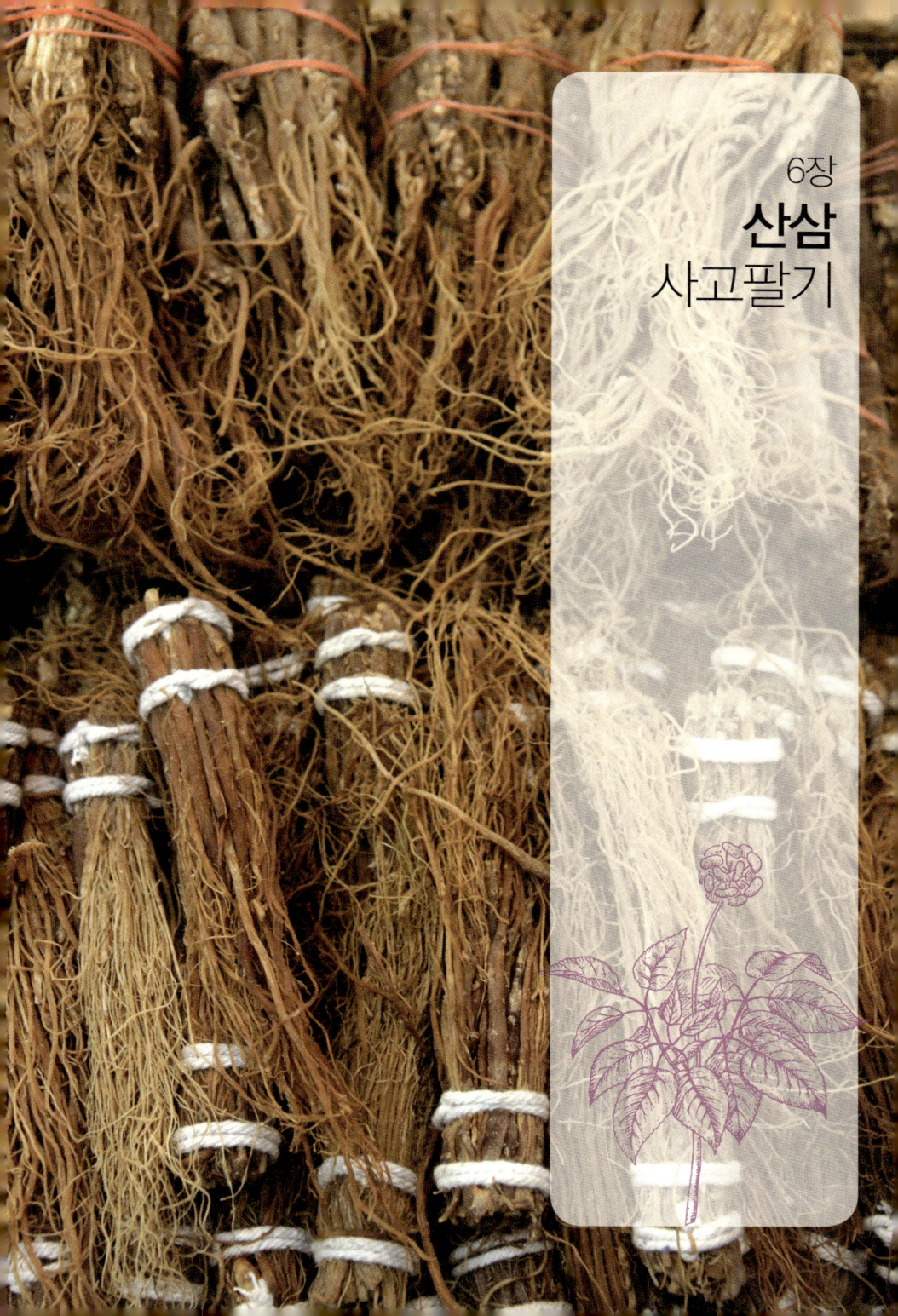

6장
산삼
사고팔기

산삼이 비싸야 할 이유가 없다

산삼을 한 뿌리 먹어서 죽어가는 사람이 살아날 수 있다면 그 산삼 값은 부르는 게 값이 될 수 있다. 또 산삼을 캐러 다니는 비용과 수고비가 엄청나다면 산삼 값이 비쌀 수도 있다. 그러나 분명한 것은 사람에 따라 필요한 양이 천차만별인데 산삼 값이 너무 비싸게 되면 심마니들만 더 어려워진다는 것이다.

예를 들어 심마니가 한두 사람만 있어 그 사람이 1년에 산삼을 한 뿌리만 캤다면 비쌀 수도 있겠지만 지금은 10만 명 이상의 심마니가 활동하고 있고, 이들이 캐는 산삼도 다 판매하지 못하고 있다. 이 때문에 내일의 산행 비용을 걱정하는 이들이 의외로 많다.

산삼감정서 없이 직거래되는 경우 아무리 좋은 산삼이라도 한 뿌리에 700만 원 이상에 거래되는 것을 보지 못했다. 보통은 몇십만 원에서 몇백만 원에 거래된다. 이런 가격은 산삼을 캐러 다니는 이동경비와도 밀접한 관계가 있고 광합성과도 관계가 있어 편차는 약간 있을 수 있다. 특히 중요한 것은 광합성이 얼마나 잘됐느냐다.

전문 심마니들은 대부분 산삼을 캐는 대로 저렴하게라도 다 팔 수 있다면 큰돈은 아니라도 먹고사는 데 지장 없이 마음 놓고 산행만 할 수 있을 거라고 말한다.

산삼이나 산양산삼 모두 책임판매를 해야 한다

현재 이 업계는 바람 잘 날이 없다. 이는 산삼에 대한 이해와 책임감이 부족하기 때문일 것이다. 산삼은 대부분 아픈 사람들이 건강을 회복하려고 비싼 값을 치르면서 찾는데, 그들의 마음까지 아프게 하는 것은 어떠한 이유에서건 용서할 수 없다.

만약 자신이 없으면 팔지 말아야 한다. 지금 이 업계는 남이 원종이라고 하니까 나도 원종이라면서 아니면 말라는 식으로 판매한다. 이런 일은 절대로 있을 수도 없고 있어서도 안 된다.

앞으로는 산삼을 먹는 사람에게 어느 정도 양을 어떤 방법으로 복용하면 언제쯤 어떻게 좋아진다는 것까지 설명하며 판매해야 할 것이다.

좋은 산삼을 고르는 방법

좋은 산삼은 혼효림의 숲 속에서 자라 가지의 수가 많으면서도 지상부나 지하부가 아주 크지 않으며 잎은 얇고 뾰족하다. 노두의 수도 그리 많지 않고 잎이 늦가을까지 떨어지지 않아 광합성이 오래도록 잘되었다.

그러나 몸체가 큰 산삼은 대부분 활엽수 아래서 자라 잎이 일찍 떨어져 광합성이 부족할 수 있으므로 참작해야 한다. 대개 산삼이 크면 좋다고 생각하는데, 다음과 같이 해서 몸체를 크게 하기도 하므로 참고하면 도움이 될 것이다.

- 비닐하우스에서 기르다가 산에 옮겨 심는 방법
- 성장속도가 빠른 활엽수 아래에서 기르는 방법
- 인삼포에서 기르다가 산에 옮겨 심는 방법
- 여러 번 이식해 빨리 크게 기른 뒤 산에 심어놓는 방법
- 복토작업으로 노두를 길게 하는 방법
- 외국에서 자란 큰 저가 삼을 은밀히 산속에 심어놓는 방법
- 통째로 이식해 대형 산삼으로 만드는 방법

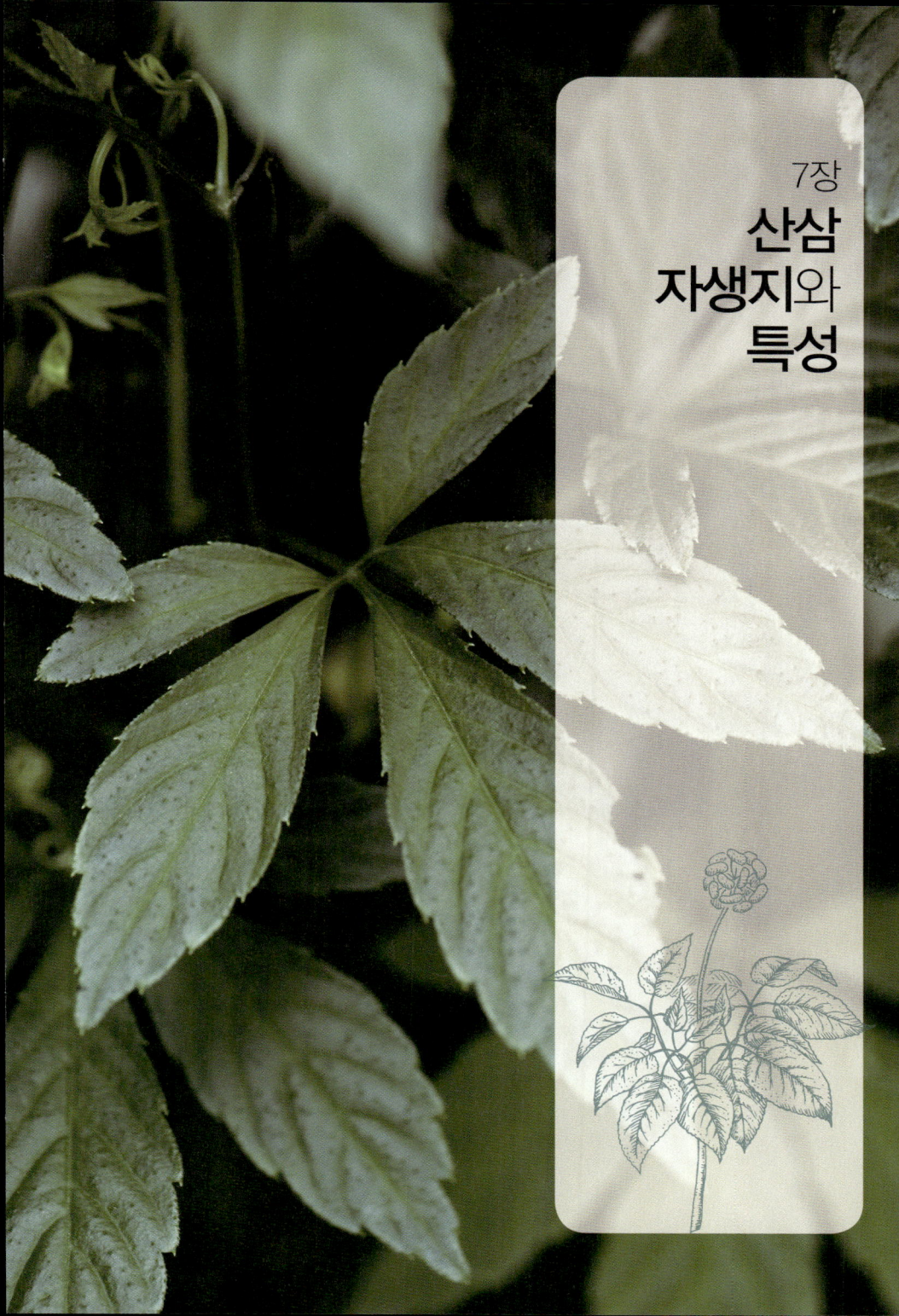

7장
산삼 자생지와 특성

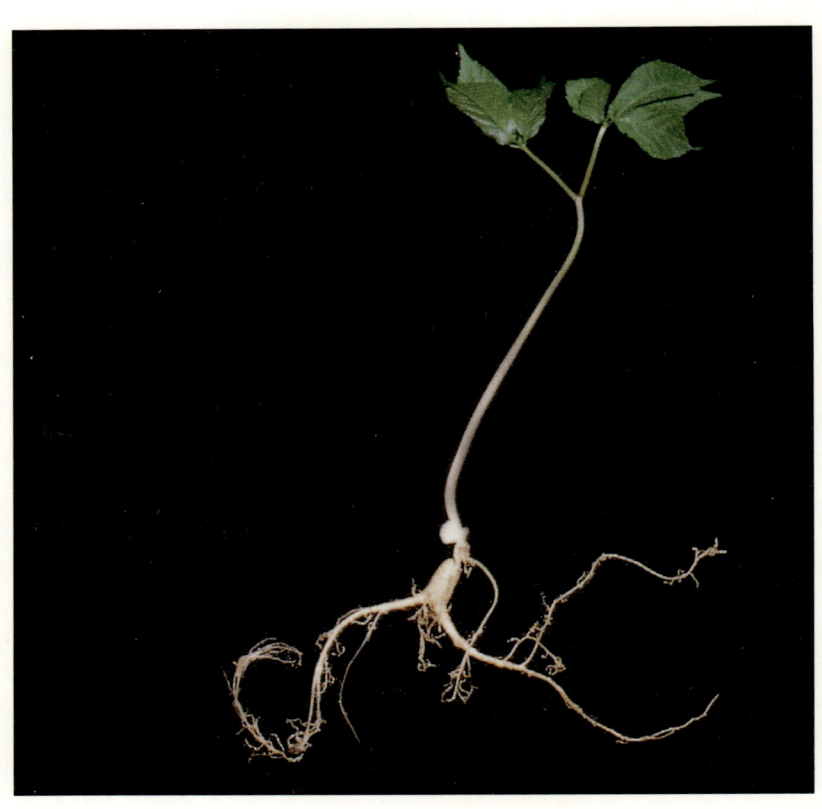

채취 장소	전북 진안지방
형태	2지5(4)엽. 시옷(ㅅ)자형
주위 환경	동북간 방향의 마을 뒷산 정상에서 성장, 부엽토가 쌓여 있고 토질은 모래흙, 침엽수와 활엽수가 2:3 비율로 배열, 바람이 사방에서 불어오고 새가 많이 앉는 곳
평가	보통

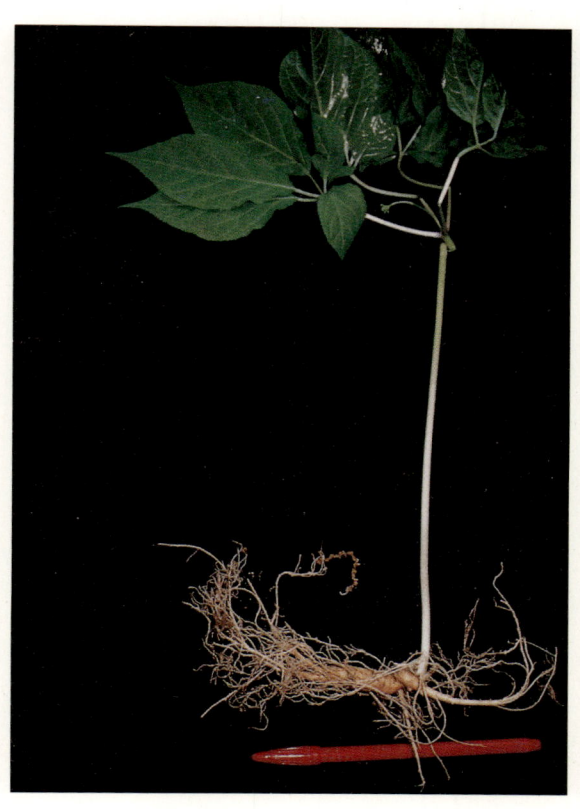

채취 장소	전북 무주지방
형태	4지5엽. 꽃대, 잔뿌리 한쪽으로. 뫼산(山)자형
주위 환경	동북간 방향의 낮은 산 9부 능선에서 성장, 부엽토가 쌓인 모래흙으로 배수가 잘됨, 침엽수와 활엽수가 2:3으로 배열, 서쪽에 큰 산이 있어서 강한 햇빛을 막아주었다.
평가	아주 우수함

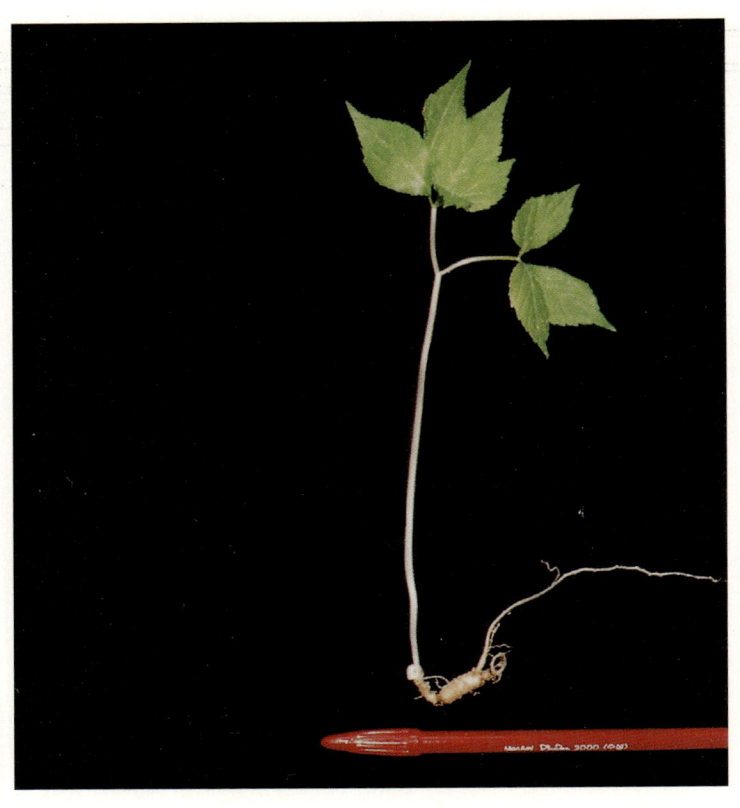

채취 장소	충북 옥천지방
형태	2지5(3)엽. 브이(V)자형
주위 환경	동북간 방향의 8부 능선에서 성장, 부엽토가 쌓인 모래흙으로 배수가 좋음, 동·북쪽에서 시원한 바람이 불어옴, 나무 배열이 좋아서 일조건이 좋았다.
평가	보통

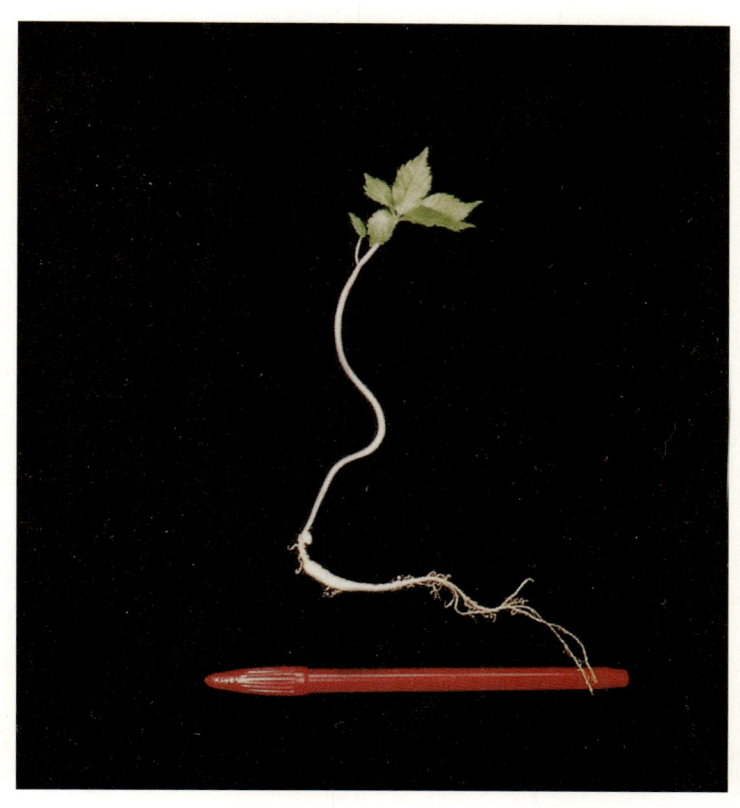

채취 장소	경기 포천지방
형태	1지5엽. 뿌리 길고 니은(ㄴ)자형
주위 환경	동북간 방향의 7부 능선에서 성장, 부엽토가 많은 모래흙, 침엽수와 활엽수 배열이 2:3으로 일조건 확보, 시원한 바람이 동쪽에서 불어왔다.
평가	조금 어리다.

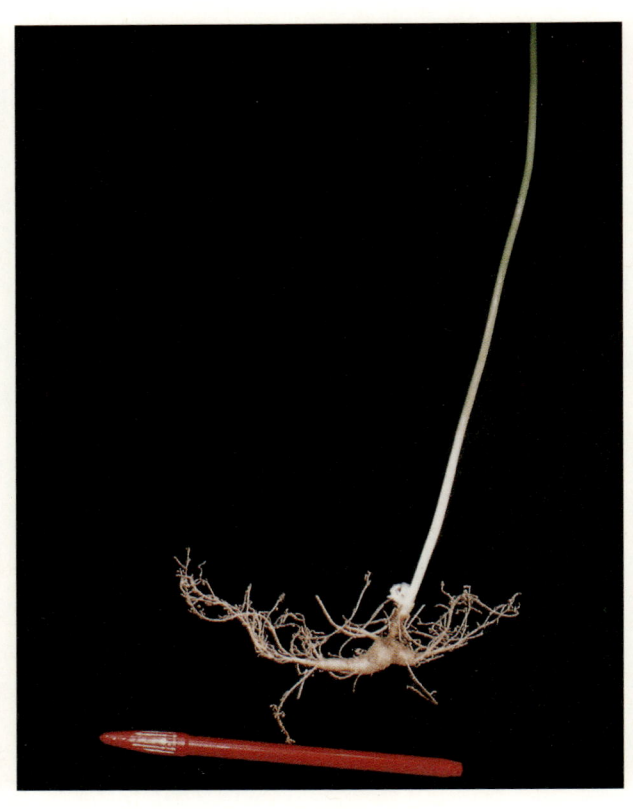

채취 장소	충남 연기지방
형태	4지5엽. 뫼산(山)자형
주위 환경	동북간 방향의 7부 능선에서 성장, 마사토 위에 부엽토가 쌓인 좋은 조건, 침엽수와 활엽수가 2:3으로 배열, 주변에 물이 흐르고 시원한 바람이 있는 곳에서 자랐다.
평가	우수

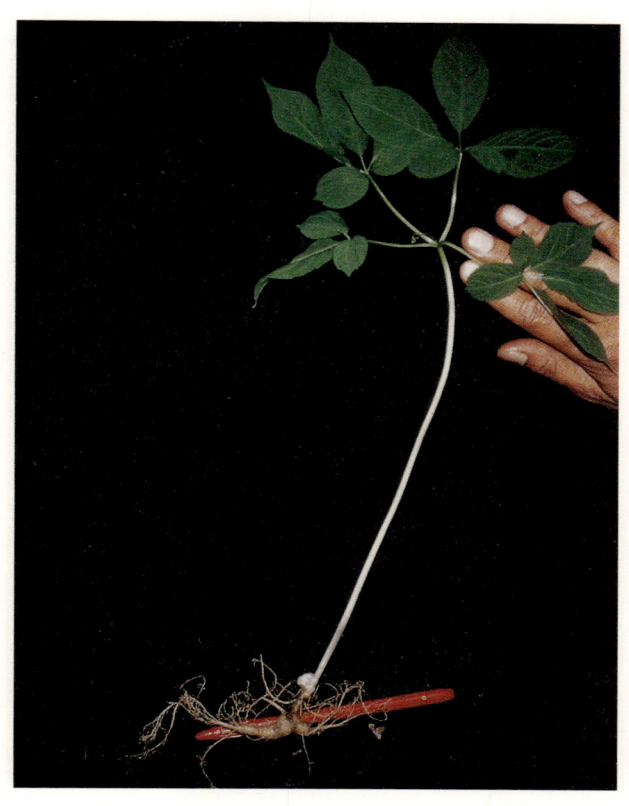

채취 장소	전북 완주지방
형태	4지5(3)엽. 뫼산(山)자형
주위 환경	동북간 방향의 3부 능선에서 성장, 토질이 좋고 부엽토가 쌓여 있음, 침엽수와 활엽수가 2:3으로 배열, 바람이 시원하게 불어오고 근처에 시냇물이 있었다.
평가	마디게 자라 좋은 삼이다.

7장 산삼 자생지와 특성 169

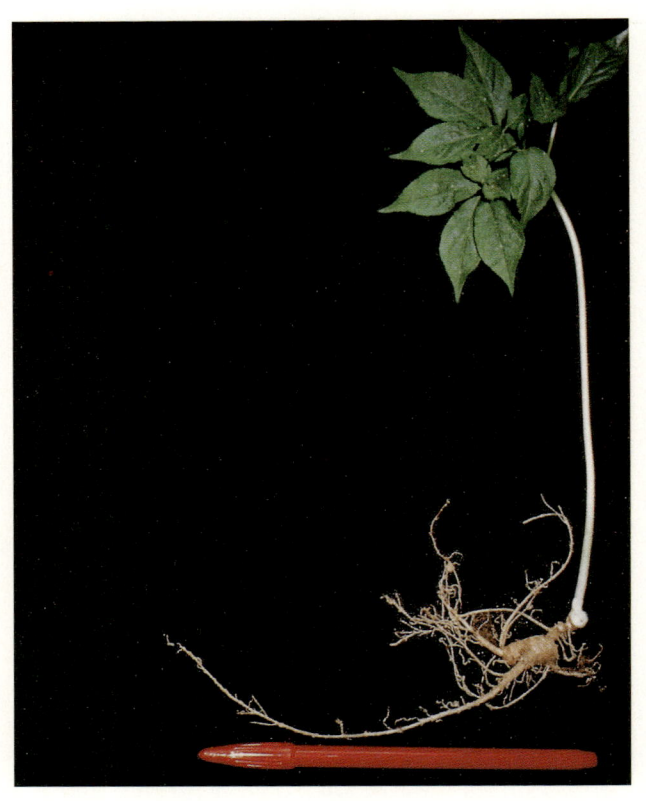

채취 장소	충남 서산지방
형태	4지5(4)엽. 시옷(ㅅ)자형
주위 환경	동북간 방향에 있는 낮은 산의 정상, 부엽토가 쌓인 모래흙으로 배수가 잘됨, 나무 배열이 침엽수와 활엽수가 2:3으로 좋은 환경, 동쪽에 물이 있고 시원한 바람이 있는 곳에서 자랐다.
평가	우수

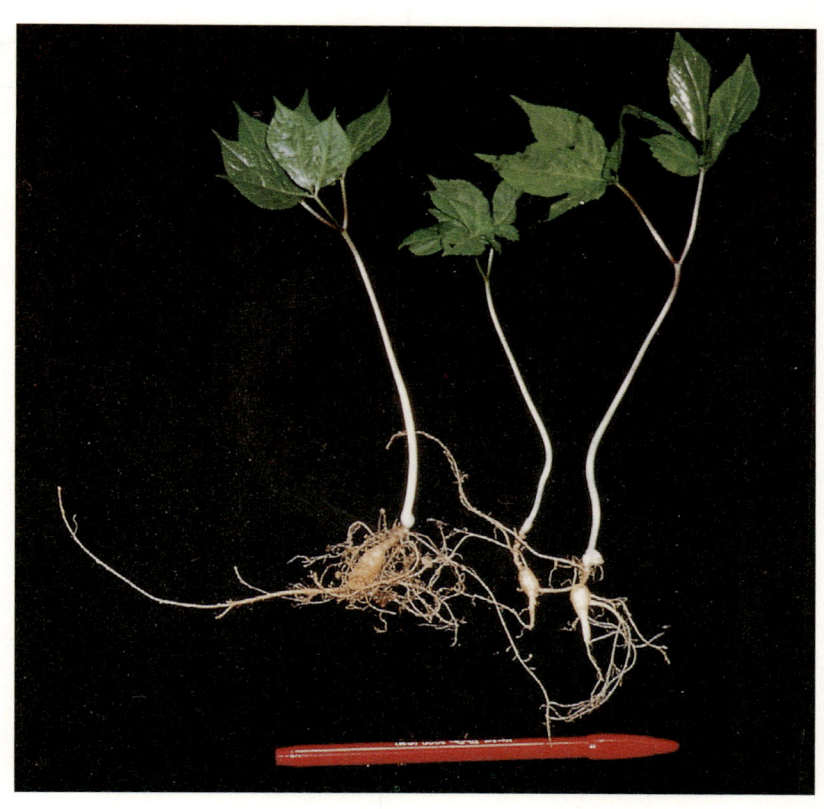

채취 장소	강원 홍천지방
형태	2지5엽, 1지5엽, 3지5엽. 니은(ㄴ)자형
주위 환경	동북간 방향 5부 능선에 위치, 토질이 같은 조건에서 성장, 침엽수와 활엽수 배열이 2:3으로 일조량이 좋았다.
평가	보통

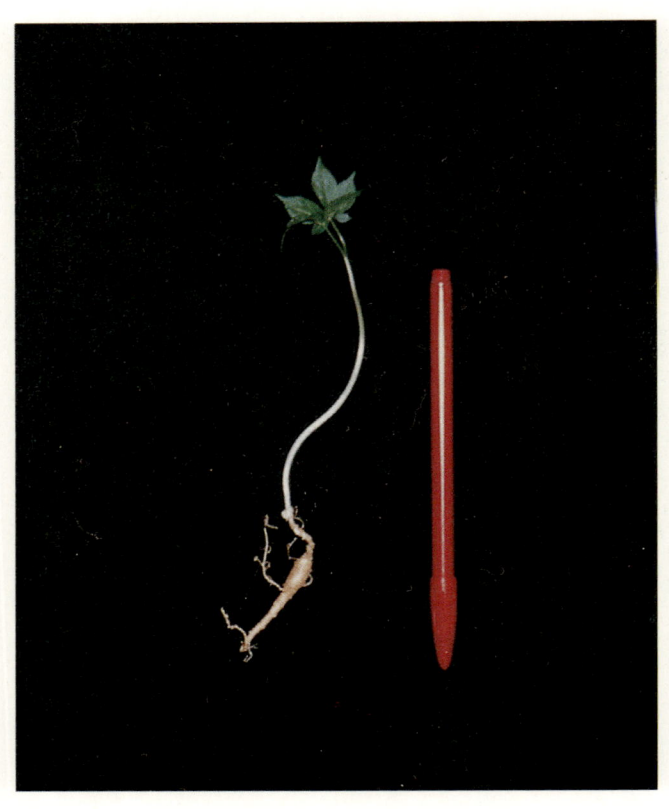

채취 장소	대전지방
형태	1지5엽. 일(1)자형
주위 환경	동북간 방향의 8부 능선에서 성장, 모래흙으로 토질이 좋고 부엽토가 쌓인 곳, 나무 배열이 좋은 곳인데 나무와 거리가 멀다. 동북쪽에서 바람이 불어와 닿는 곳이었다.
평가	노두가 길지만 마디게 자라 좋은데 아직 어림

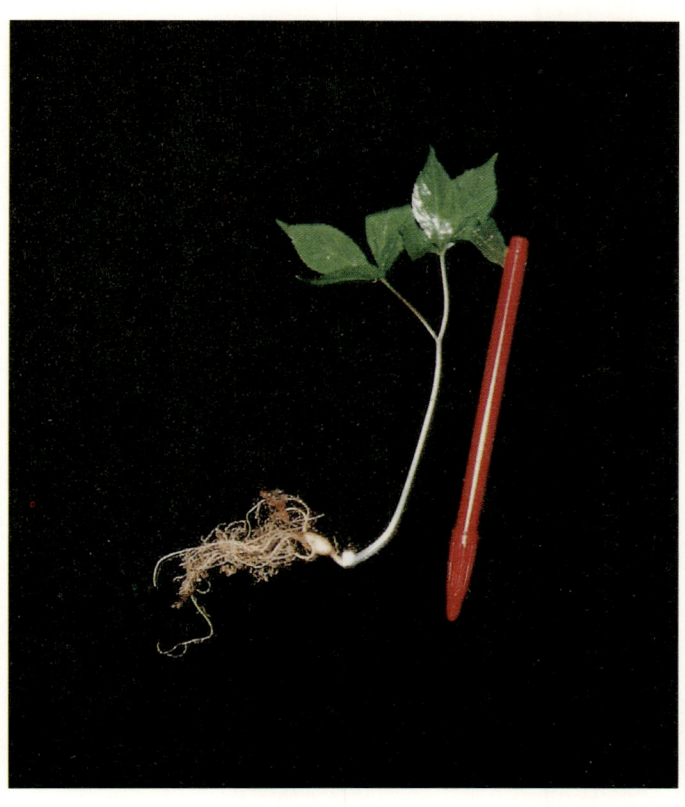

채취 장소	강원 인제지방
형태	2지 5(3)엽. 잔뿌리 많고 니은(ㄴ)자형
주위 환경	동북간 방향 낮은 산의 정상, 마사토 위에 부엽토가 쌓임, 침엽수와 활엽수가 2:3으로 잘 배열됨, 바로 옆에 참나무 잔뿌리와 뿌리가 엉켜 있었다. 잔뿌리는 효능과 무관하다.
평가	보통

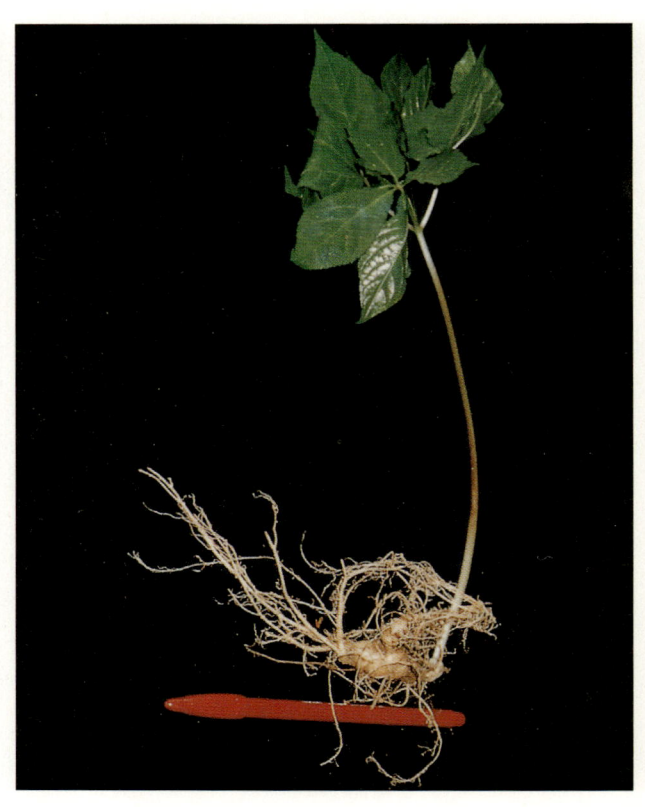

채취 장소	전북 완주지방
형태	4지5엽. 니은(ㄴ)자형
주위 환경	동북간 방향의 7부 능선에서 성장, 매우 딱딱한 마사토 위에 부엽토, 침엽수와 활엽수가 2:3으로 잘 배열됨, 산삼뿌리 위로 나무뿌리가 있어서 서로 엉켜 있었다.
평가	잔뿌리가 많다고 좋은 것은 아니다. 마디게 자라 좋은 삼으로 평가하여도 손색이 없는 삼이다.

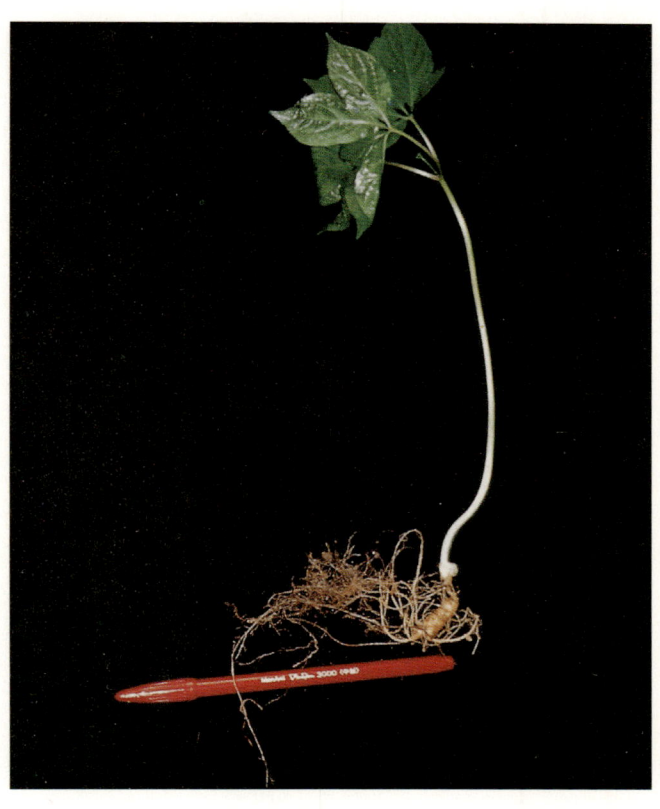

채취 장소	충남 금산지방
형태	3지5엽. 잔뿌리 많음, 니은(ㄴ)자형
주위 환경	동북간 방향의 낮은 동산 9부 능선 아래 성장, 배수가 잘되는 모래흙 위에 부엽토 쌓인 곳, 소나무와 참나무가 3:3으로 배열, 산삼뿌리 아래에 나무뿌리가 지나갔다.
평가	우수

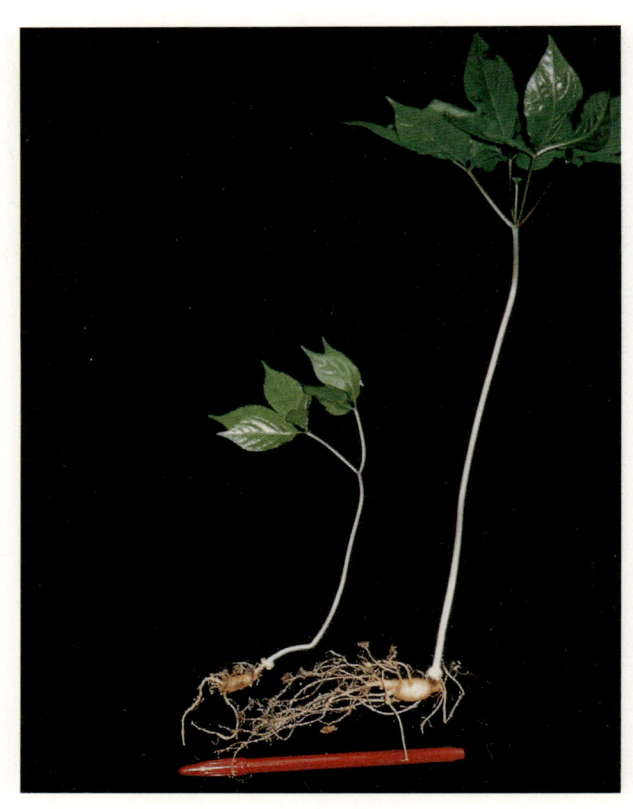

채취 장소	경북 김천지방
형태	2지5(3)엽, 4지5엽. 니은(ㄴ)자형
주위 환경	동북간 방향 8부 능선에서 성장, 마사토 토양에 부엽토가 쌓였음, 침엽수와 활엽수가 2:3으로 배열, 약간 건조한 곳에서 얇게 묻혀 자라 노두는 없다.
평가	보통

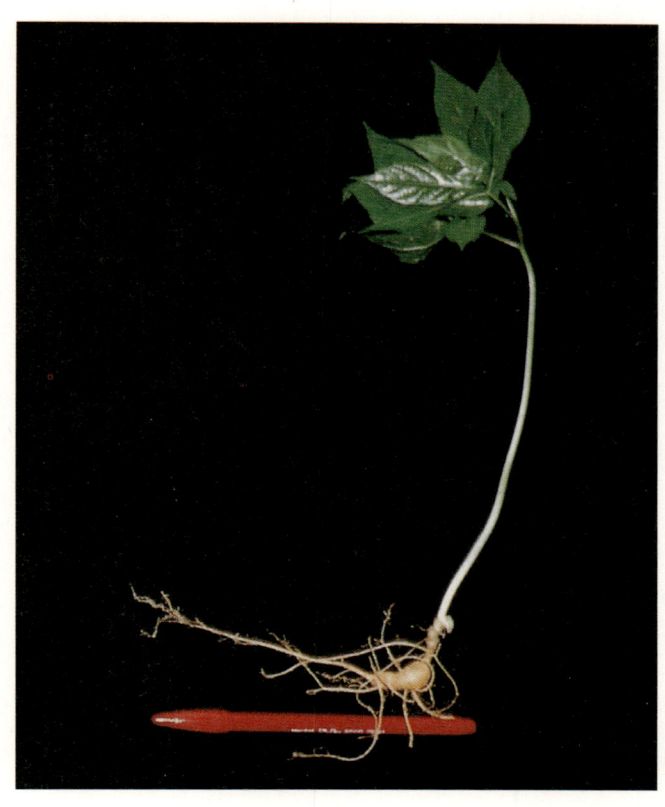

채취 장소	충북 청원지방
형태	3지5엽. 노두 길고 니은(ㄴ)자형
주위 환경	마을 뒷산(낮은 산) 정상 부근에서 성장, 마사토 위에 두꺼운 부엽토가 쌓여 있고 나무 배열이 좋아서 일조건도 좋고, 사방에서 바람이 불어왔다.
평가	보통

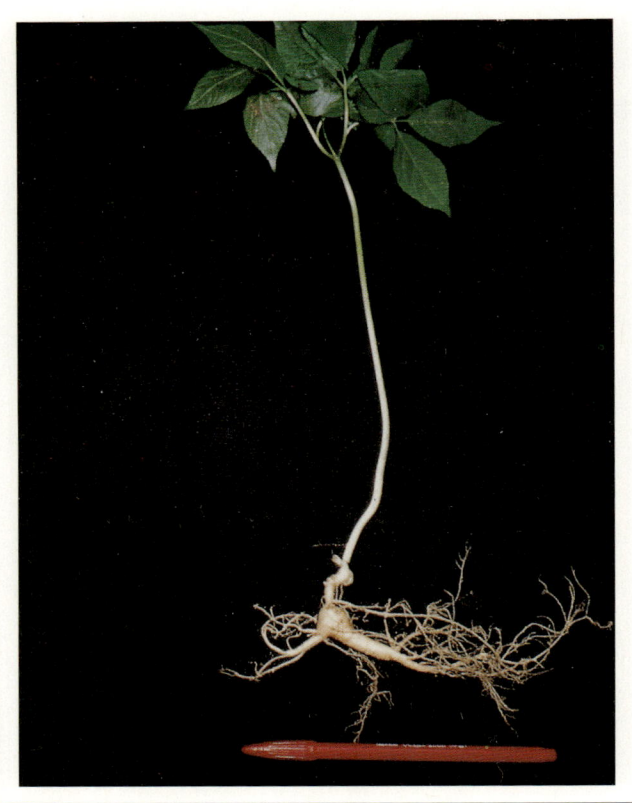

채취 장소	경기 문산지방
형태	3지5엽. 뫼산(山)자형
주위 환경	동북간 방향의 야트막한 마을 뒷산 정상, 부엽토가 수북하게 쌓였으나 배수가 잘 되는 곳, 서쪽에 큰 산이 있어서 강렬한 햇볕 차단, 시원한 바람이 불어오고 나무 배열 비율이 좋았다.
평가	보통

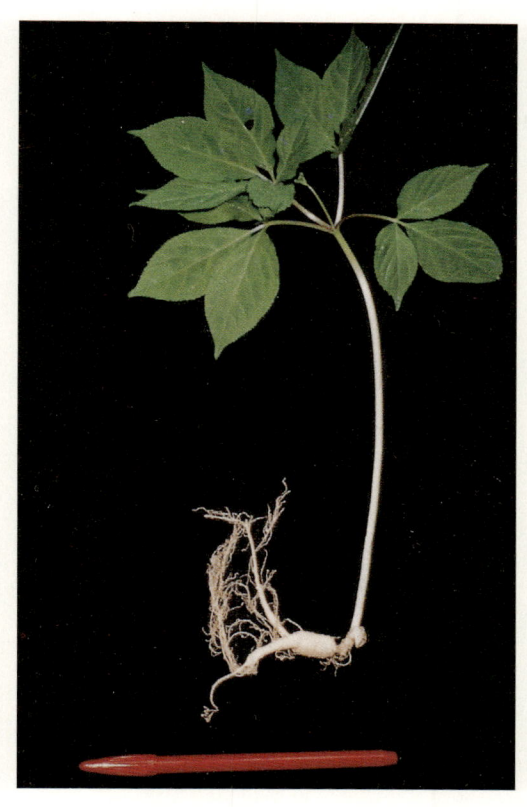

채취 장소	충북 증평지방
형태	4지5(3)엽. 꽃대. 브이(V)자형
주위 환경	동북간 방향의 마을 뒷산 정상 부근에서 성장, 침엽수와 활엽수가 2:3 비율로 배열, 토질이 부드럽고 부엽토가 많은 땅, 남쪽을 제외한 세 방향에서 바람이 불어왔다.
평가	보통

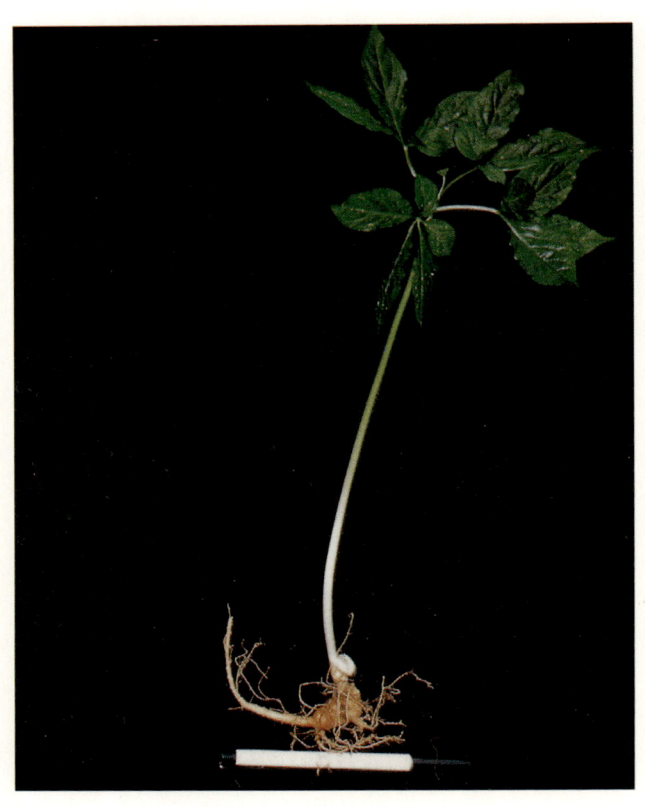

채취 장소	강원 횡성지방
형태	4지5엽. 브이(V)자형
주위 환경	동북간 방향의 8부 능선에서 성장, 마사토에 굵은 왕모래가 있고 배수가 잘됨, 침엽수와 활엽수가 2:3으로 배열, 동쪽으로 가까이에 시냇물이 있었다.
평가	우수

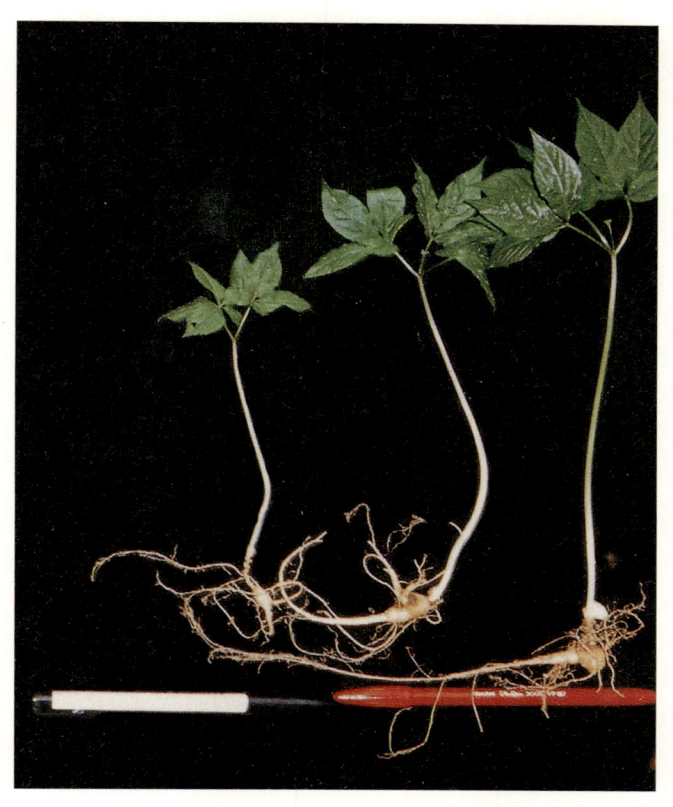

채취 장소	충남 부여지방
형태	2지5(3)엽, 3지5(4)엽, 4지5엽. 니은(ㄴ)자형
주위 환경	서북간 방향 경사도가 높은 위치에서 성장, 침엽수와 활엽수가 5:5 비율로 배열, 자갈이 많고 배수가 잘되는 곳, 앞에서 시원한 바람이 불어왔다.
평가	보통

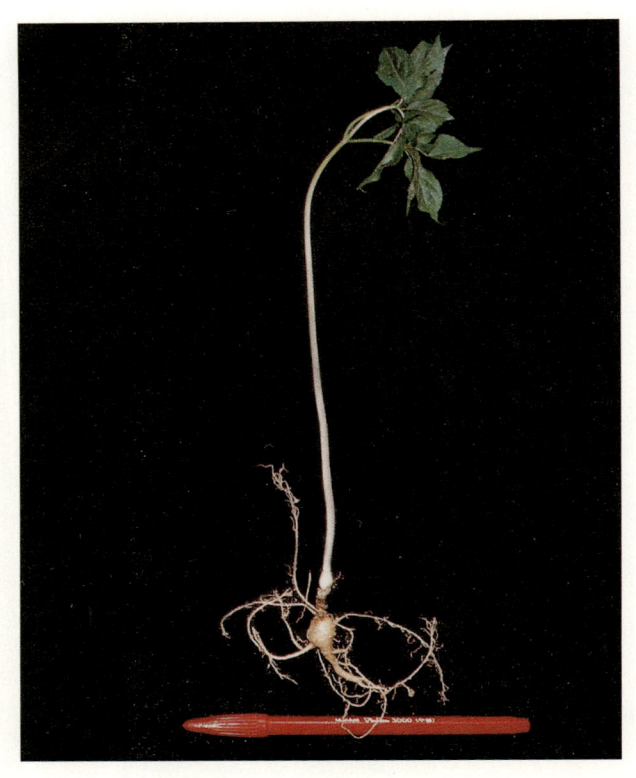

채취 장소	충북 충주지방
형태	2지5(4)엽. 큰대(大)자형
주위 환경	동북간 방향의 높은 산 3부 능선에서 성장, 마사토·황토 위에 부엽토가 쌓인 좋은 조건의 땅, 침엽수와 활엽수가 2:3 비율로 배열, 동쪽 가까운 곳에 냇물이 흐르고 시원한 바람이 들어왔다.
평가	보통

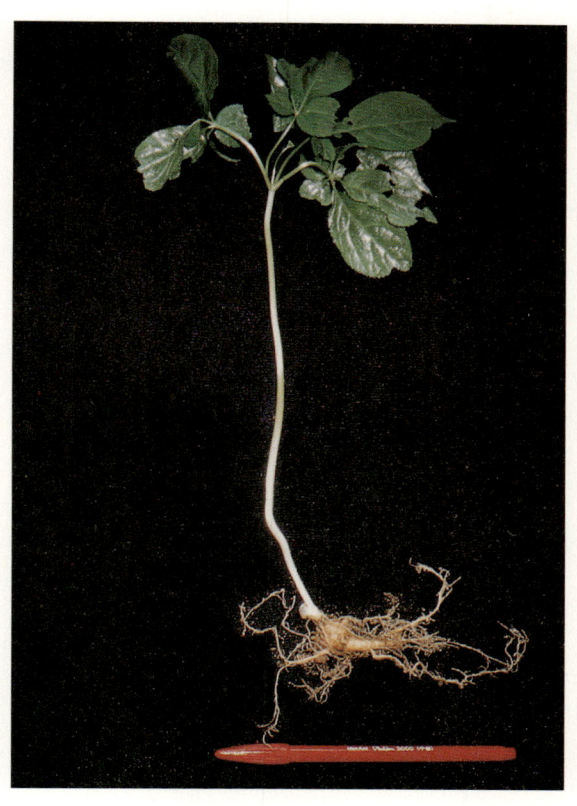

채취 장소	강원 정선지방
형태	4지5엽. 큰대(大)자형
주위 환경	동북간 방향의 3부 능선 아래에서 성장, 모래가 많고 자갈이 있어서 배수가 잘되는 곳, 침엽수와 활엽수가 5:5 비율로 배열, 멀지 않은 곳에 큰 시냇물이 흘렀다.
평가	보통

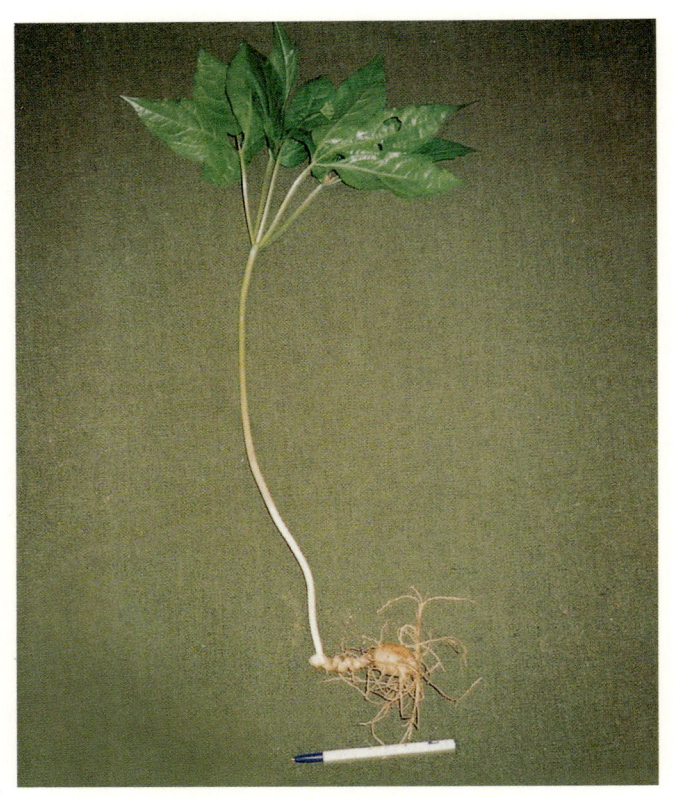

채취 장소	충남 금산지방
형태	5지7엽. 대추 모양 몸통
사진 설명	몸통에 잔뿌리가 많은 것은 근처에 영양공급원이 있다는 것이다. 대형 산삼은 노두가 없고 땅을 파는 순간 향기가 풍겨오지만 너무 대형인 것이 오히려 흠이 될 수 있다.
평가	보통

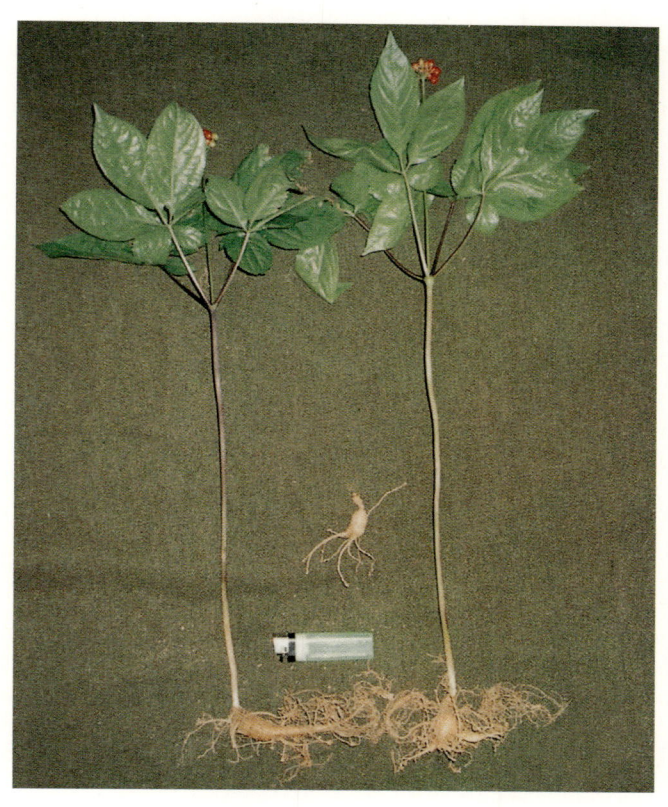

채취 장소	전북 장수지방
형태	4지5엽 니은(ㄴ)자형, 5지5엽 뫼산(山)자형. 휴면삼
주위 환경	동북간 방향의 8부 능선 부근에서 성장, 마사토에 부엽토가 쌓여 있음, 침엽수와 활엽수가 2:3 비율로 배열, 산 아래에 서쪽에서 동쪽으로 흐르는 시냇물이 있었다.
평가	대형이라도 보통으로 평가

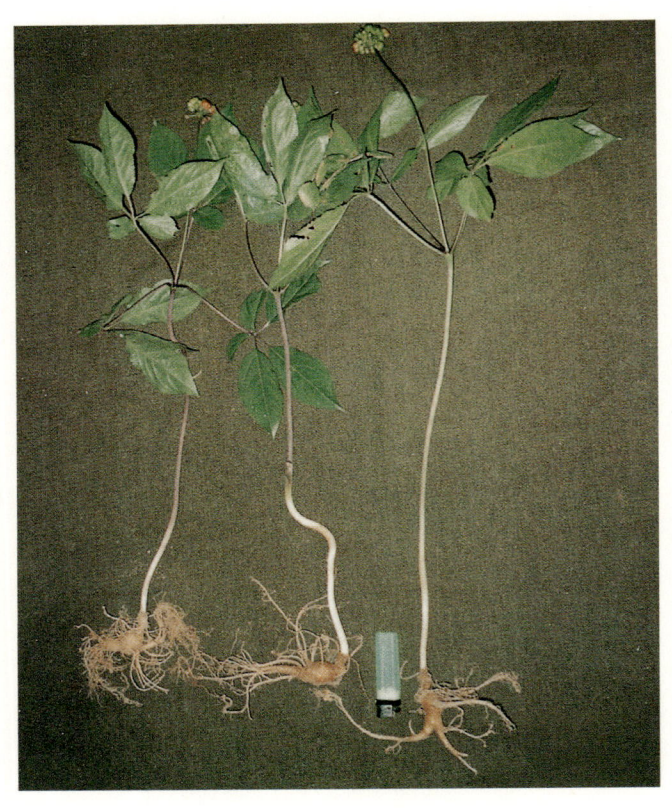

채취 장소	경기 문산지방
형태	4지5엽. 푸른 열매. 뫼산(山)자형, 니은(ㄴ)자형, 큰대(大)자형
주위 환경	동북간 방향의 8부 능선에서 성장, 단단한 마사토 위에 부엽토가 쌓임, 침엽수와 활엽수가 2:3 비율로 배열, 맞은편에서 시원한 바람이 불어왔다.
평가	아주 좋은 삼이라고 평가할 수는 없다.

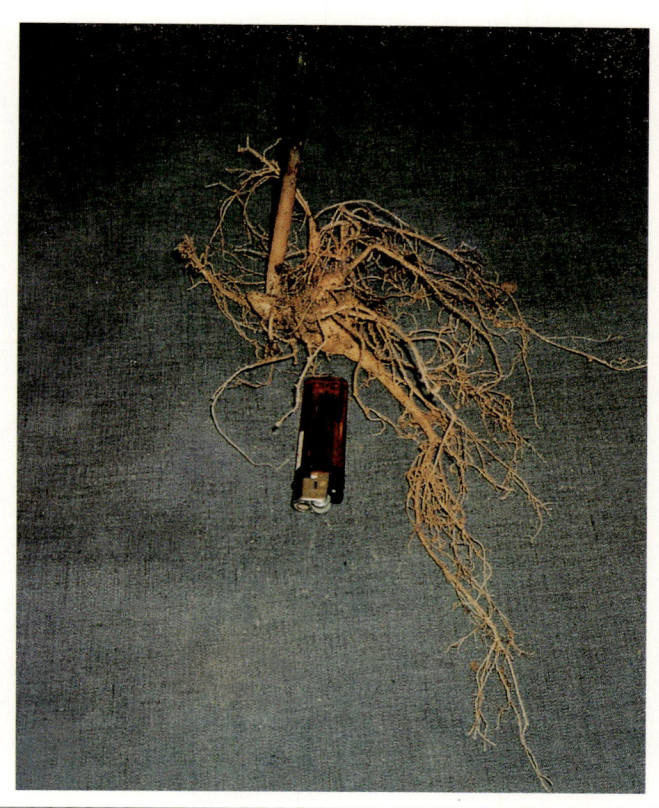

채취 장소	경북 풍기지방
형태	5지7엽. 방울삼. 큰대(大)자형
주위 환경	동북간 방향의 경사도가 심한 9부 능선에서 성장, 부엽토와 모래가 섞인 토질로 배수가 잘됨, 침엽수와 활엽수가 2:3으로 배열이 잘됨, 산 아래에 계곡물이 있고 그쪽에서 바람이 불어왔다.
평가	마디게 자라 좋은 삼

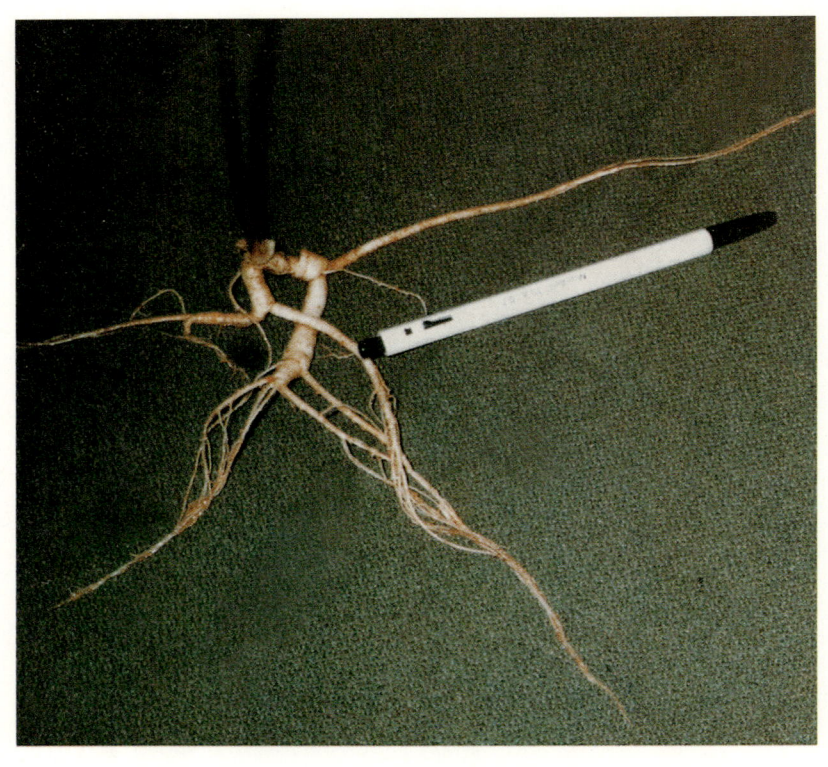

채취 장소	충북 옥천지방
형태	5지6엽. 큰대(大)자형
주위 환경	동북간 방향의 산 정상, 배수가 잘되는 마사토에 잔돌이 많고, 활엽수가 침엽수보다 대체로 많다. 영양분을 제대로 흡수하지 못했다.
평가	오히려 대형 산삼보다 좋다.

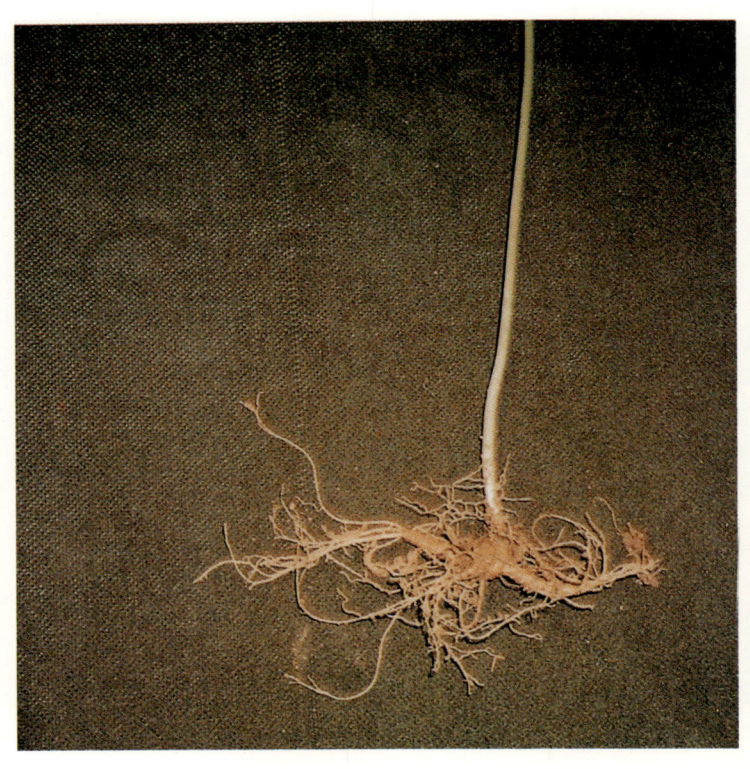

채취 장소	충남 금산지방
형태	5지6엽. 노두 없음. 뫼산(山)자형
주위 환경	동북간 방향의 높은 산 정상, 단단한 마사토 위에 부엽토가 쌓임, 침엽수와 활엽수가 2:3으로 배열, 산삼이 대형급으로 노두가 없다.
평가	좋은 편에 속한다.

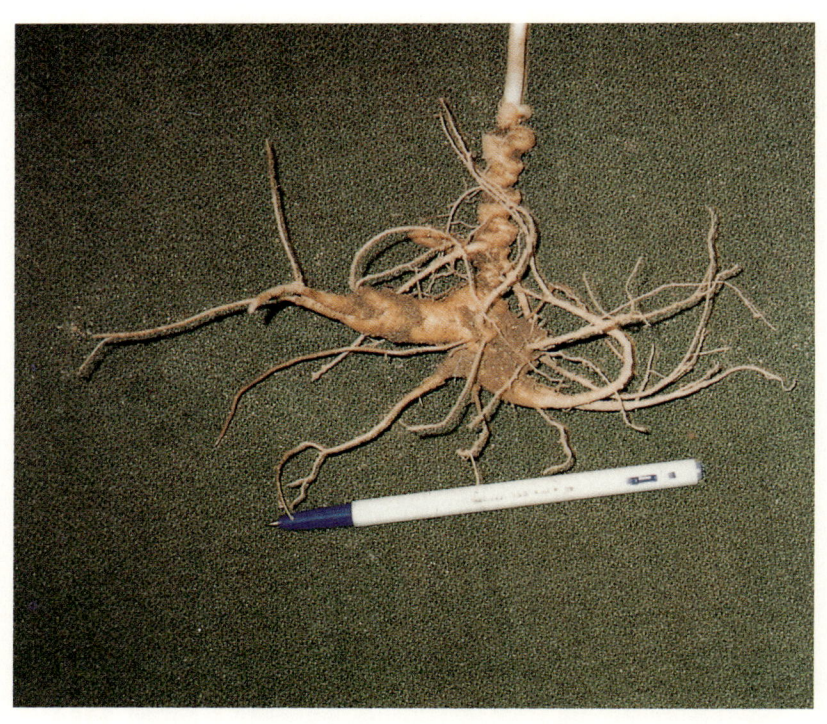

채취 장소	경북 문경지방
형태	5지6엽. 노두가 길다. 뫼산(山)자형
주위 환경	동북간 방향이었으나 험한 언덕 아래 계곡에서 성장, 남·서·북쪽이 큰 산으로 막혔음, 찰흙 토질 위에 부엽토, 햇빛이 부족하고 동쪽에서 바람이 불어왔다.
평가	참고로 노두는 효능과 무관하며 대형 산삼이라고 꼭 좋은 것은 아니다. 뿌리는 토질에 따라 큰 경우가 많다.

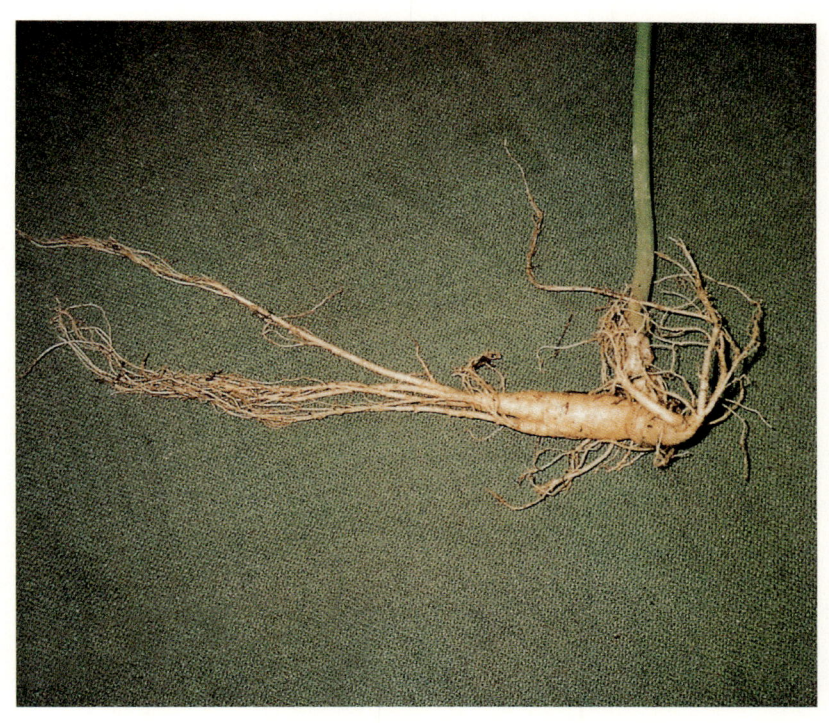

채취 장소	충남 서산지방
형태	5지5엽. 우윳빛 살갗. 뫼산(山)자형
주위 환경	동쪽 방향의 5부 능선 아래에서 성장, 굵은 모래가 섞여서 배수가 잘되는 곳, 침엽수와 활엽수가 2:3 정도로 배열, 서쪽에서 동쪽으로 흐르는 시냇물이 가까이 있었다.
평가	마디게 자라 참 좋은 삼이라 평가할 수 있다.

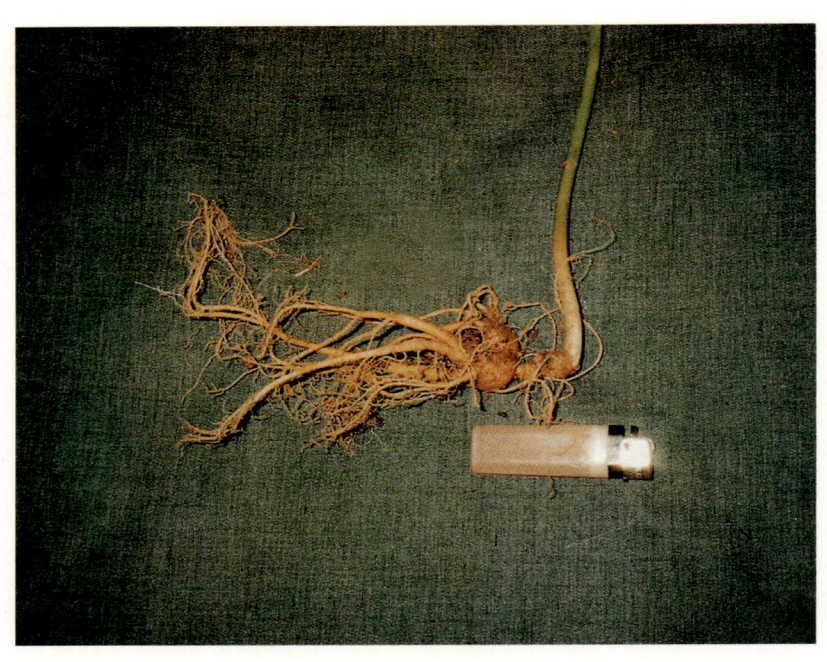

채취 장소	경기 이천지방
형태	4지5엽. 대추 모양 몸통. 니은(ㄴ)자형
주위 환경	동북간 방향 3부 능선 평편한 지대에서 성장, 황토흙과 마사토와 부엽토가 섞인 땅, 침엽수와 활엽수의 배합이 좋은 편, 동쪽에 산이 막혀 바람이 없으나 근처에 물이 있었다.
평가	대형 산삼이지만 광합성작용이 잘 이루어져 좋은 삼으로 평가하고 싶다.

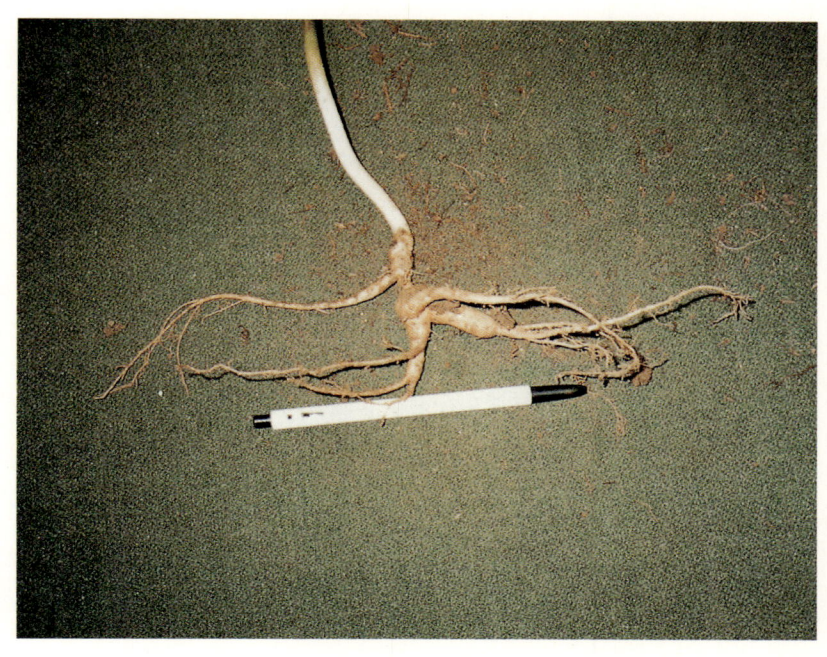

채취 장소	경북 예천지방
형태	5지5엽. 살색 우윳빛. 뿌리가 길고 큰대(大)자형
주위 환경	서북간 방향의 5부 능선에서 성장, 침엽수와 활엽수가 2:3 으로 배열, 약간의 부엽토가 쌓인 찰흙, 서쪽에서 남쪽으로 물이 흘렀다.
평가	우수

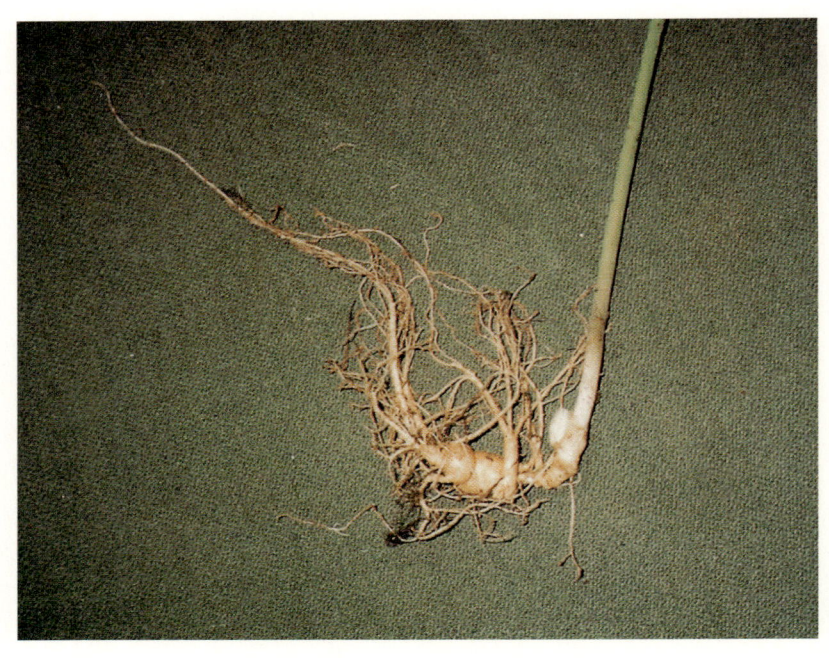

채취 장소	충북 영동지방
형태	5지5엽. 잔뿌리 많음. 브이(V)자형
주위 환경	동북간 방향의 완만한 5부 능선에서 성장했다.
평가	마디게 자라 매우 좋은 산삼이다.

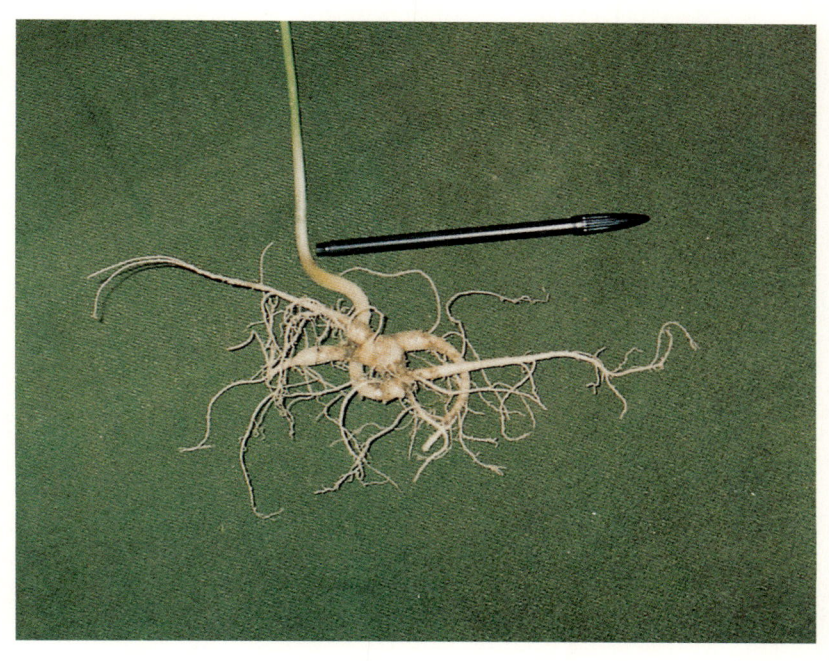

채취 장소	충북 괴산지방
형태	5지5엽. 잔뿌리가 많다. 큰대(大)자형
주위 환경	서북간 방향의 낮은 지역에서 자생, 배수가 잘되는 자갈밭이 많음, 침엽수와 활엽수가 2:1 비율로 배열, 서북과 동북 방향에 물이 있고 서쪽에 큰 산이 있었다.
평가	마디게 자라 아주 좋은 삼이다.

7장 산삼 자생지와 특성

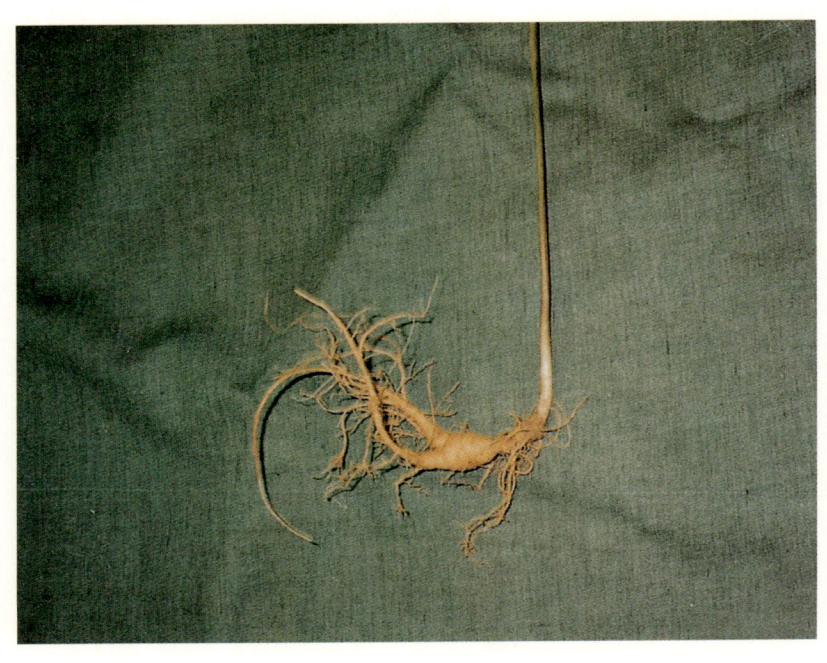

채취 장소	경북 영주지방
형태	4지6(5)엽
사진 설명	2가지는 5엽이고 2가지는 6엽이다. 심마니들은 대체로 한 잎이 더 달리려면 7~8년이 걸린다고 한다. 그러나 뿌리와 주변 나무를 고려할 때 20년 내외라고 생각한다.
평가	좋은 삼이다.

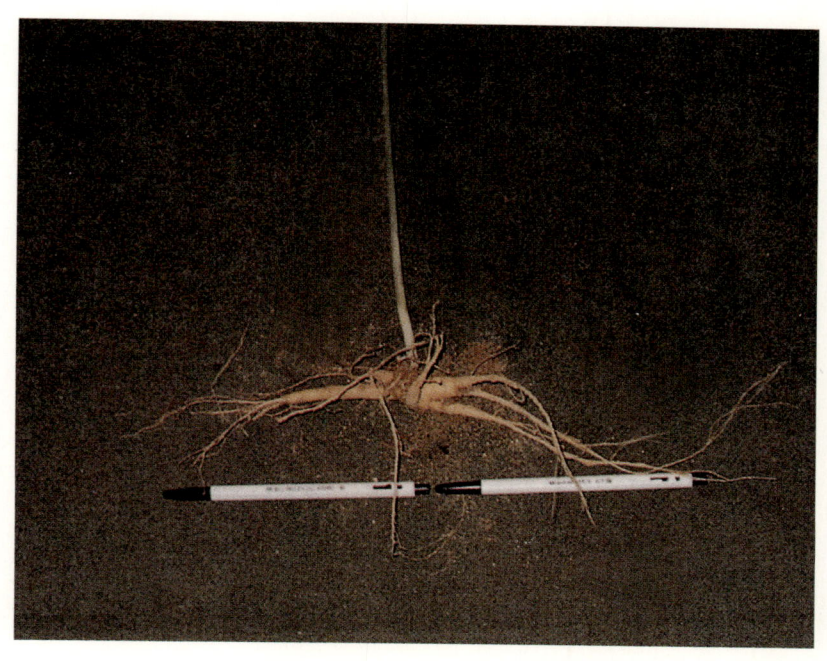

채취 장소	충북 보은지방
형태	5지5엽. 오(ㅗ)자형
주위 환경	동북간 방향의 낮은 산 정상 부근에서 성장, 황토에 부엽토가 쌓여 좋은 토질, 침엽수와 활엽수가 2:3으로 배열, 서쪽을 제외한 모든 곳에서 시원한 바람이 불어왔다.
평가	마디게 자라 아주 좋은 삼이다.

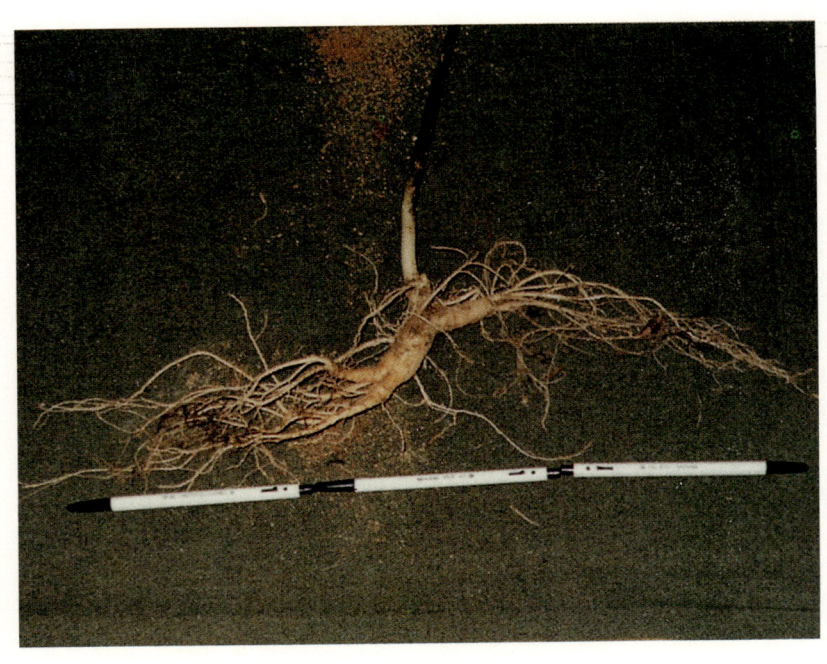

채취 장소	충남 논산지방
형태	5지7엽. 뿌리 30cm 이상. 노두 없음. 뫼산(山)자형
주위 환경	아주 높지 않은 산의 능선에서 성장, 부엽토가 많고 황토가 섞인 좋은 토질. 산삼 양쪽 1m 떨어진 곳에 활엽수, 옆에 있는 나무와 영양분 경쟁으로 뿌리가 많다.
평가	너무 크지도 않고 마디게 자라 우수한 것으로 평가

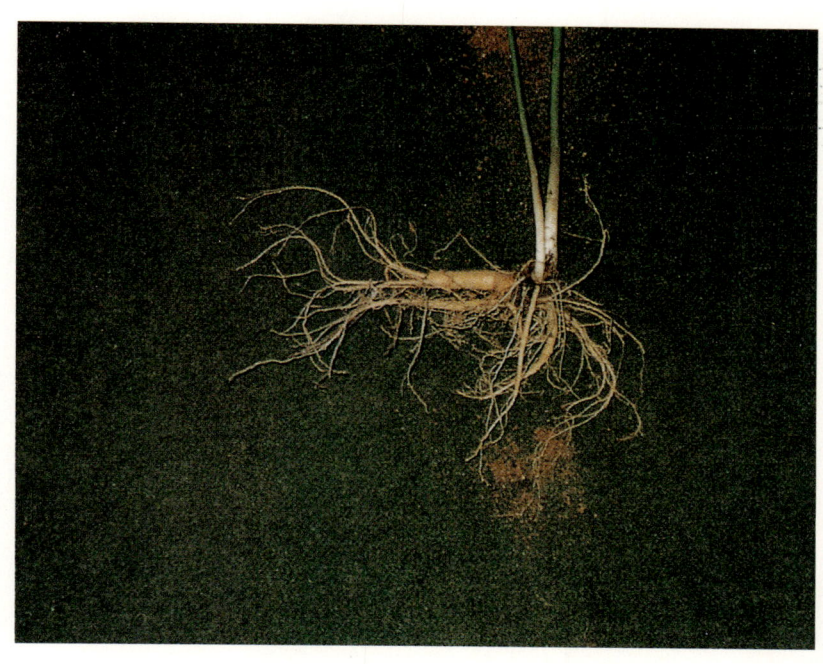

채취 장소	충남 당진지방
형태	4지5엽. 쌍대산삼. 큰대(大)자형
주위 환경	동북간 방향의 9부 능선 아래에서 성장, 부엽토가 쌓이고 배수가 잘되는 곳, 침엽수와 활엽수가 2:3 정도로 배열, 참나무 뿌리와 만나 잔뿌리가 많다.
평가	몸체는 작아도 아주 좋은 삼이다.

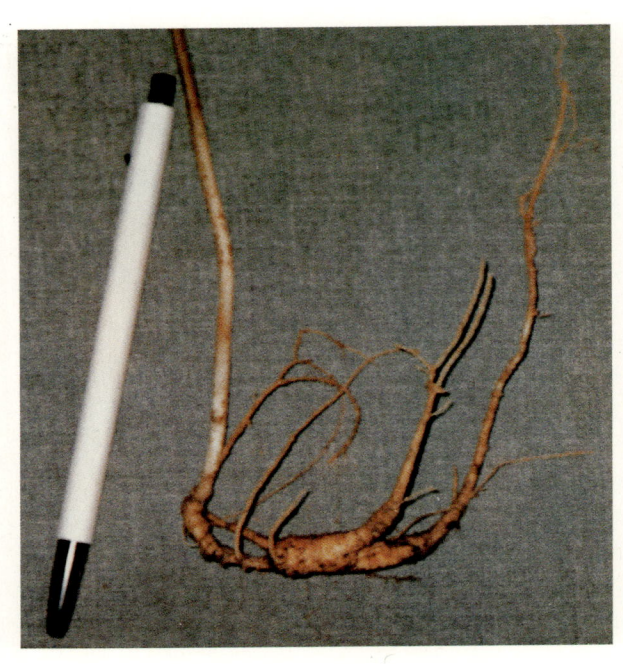

채취 장소	강원도 홍천지방
형태	4지5엽. 브이(V)자형
주위 환경	동북간 방향의 지대가 높지 않은 곳에서 성장, 찰흙이 많은 토질에 약간의 부엽토, 침엽수와 활엽수 배열이 좋음, 소나무 밑에서 성장하여 노두가 길다.
평가	참고로 노두는 삼령과 무관하다. 그러나 몸체가 크지 않아 좋은 삼으로 평가할 수 있다.

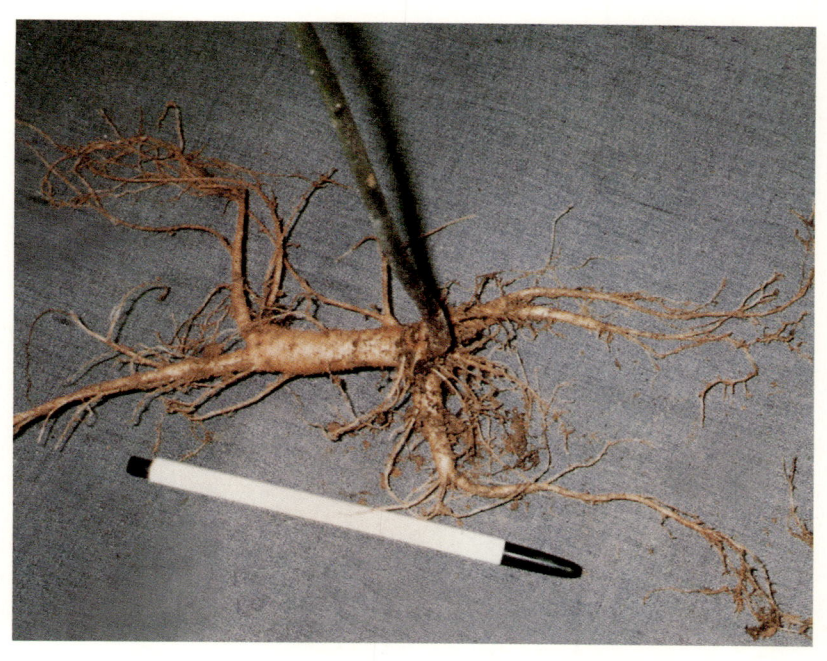

채취 장소	경북 청송지방
형태	5지5엽. 큰대(大)자형
주위 환경	동북간 방향의 5부 능선 주위에서 성장, 잔돌과 모래와 부엽토가 섞여 뿌리가 길다. 나무 배열이 좋은 환경이고 참나무 아래에서 발견, 동북쪽의 바람이 좋은 곳
평가	뿌리가 크지 않으나 좋은 삼이다.

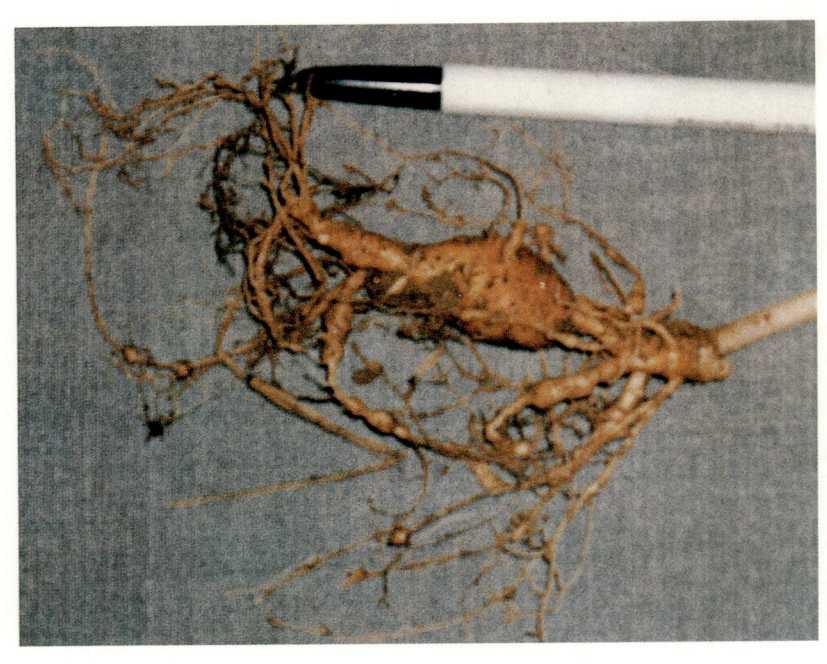

채취 장소	경기 연천지방
형태	5지5엽. 방울산삼. 큰대(大)자형
주위 환경	동북간 방향의 7부 능선 낭떠러지에서 성장, 경사도가 심하여 배수가 잘되는 곳, 동북쪽에서 시원하게 바람이 들어오고 남서쪽에서 산이 막아주어 일조건도 좋았다.
평가	아주 좋은 삼이다.

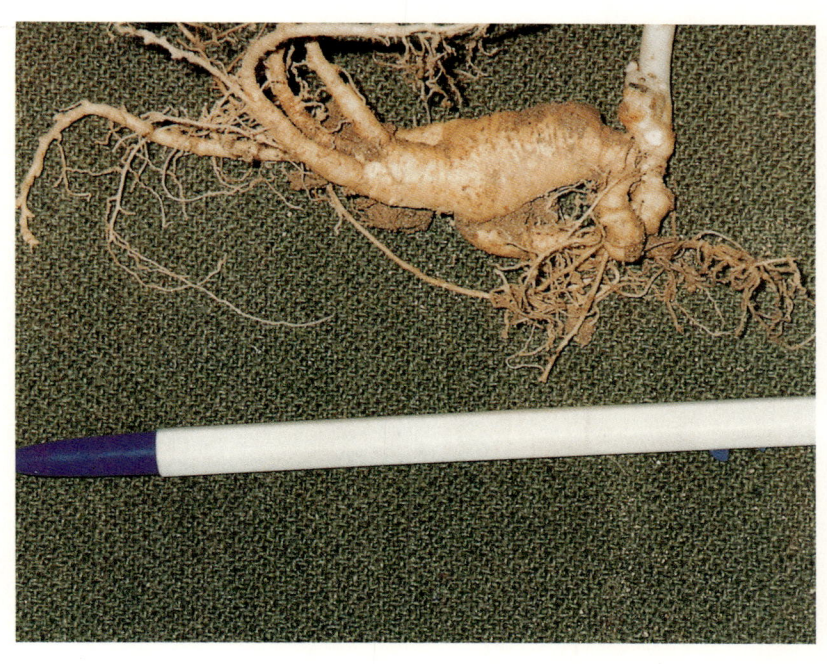

채취 장소	충북 청원지방
형태	4지5엽. 니은(ㄴ)자형
주위 환경	동북간 방향의 낮은 산 정상 부근에서 성장, 고운 모래와 부엽토가 쌓인 땅, 침엽수와 활엽수가 2:3으로 배열, 물가에서 시원한 바람이 불어오는 곳
평가	참고로 노두가 너무 길거나 몸체가 너무 큰 것은 좋은 삼이라 볼 수 없다.

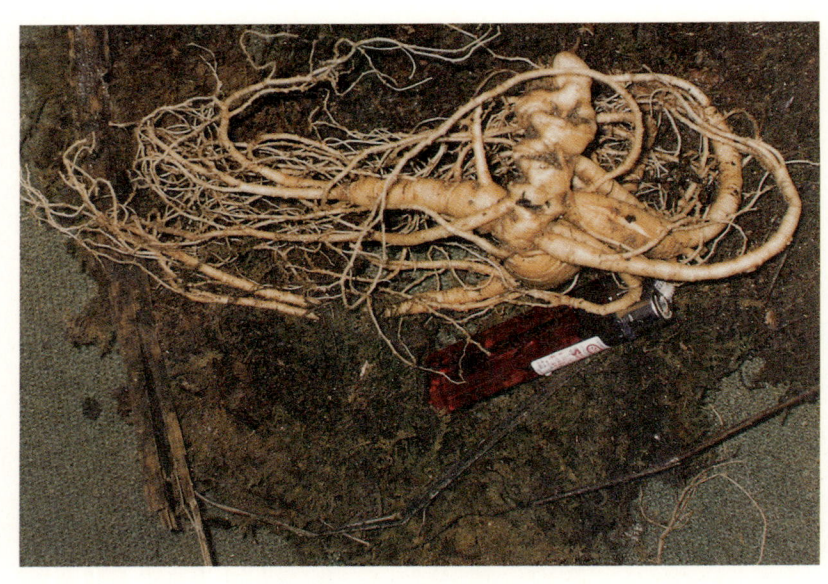

채취 장소	충북 괴산지방
형태	5지5엽. 잔뿌리가 많다. 십자(十)형
사진 설명	활엽수 아래서 자라 몸체가 크다.
평가	활엽수 아래에서는 빨리 자라 몸체는 큰데 그만큼 수분 성분이 많아 보기보다 우수한 산삼은 아니다.

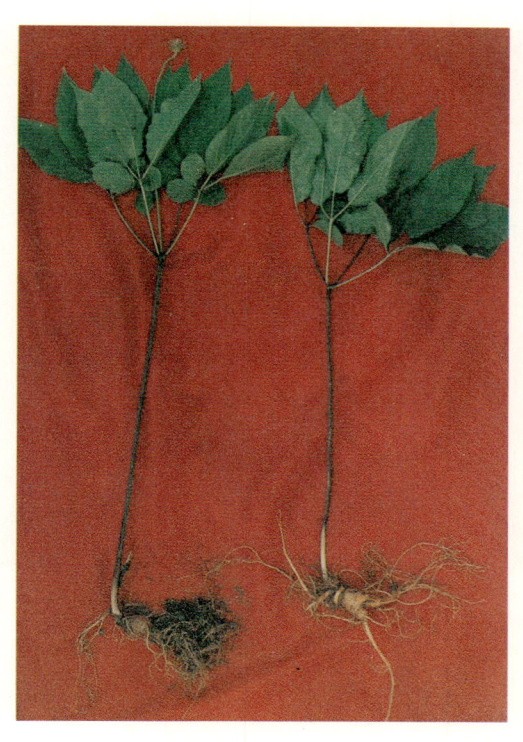

채취 장소	충남 논산지방
형태	5지5엽. 브이(V)자형
주위 환경	동북간 방향의 큰 산 5부 능선에서 성장, 마사토 위에 부엽토가 두껍게 쌓였음, 침엽수와 활엽수가 2:3으로 배열, 근처에 물이 흐르고 바람이 좋았다.
평가	활엽수 아래에서 성장하여 몸체는 크지만 좋은 삼으로 평가하기는 어렵다. 보통

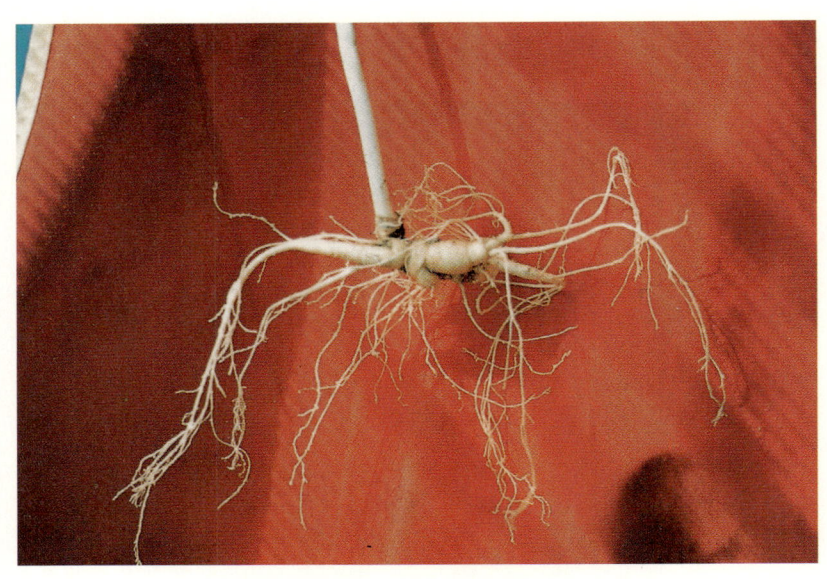

채취 장소	전북 완주지방
형태	5지7엽. 뫼산(山)자형
주위 환경	서북간 방향의 8부 능선 아래에서 성장, 마사토와 황토와 부엽토가 고루 섞인 땅, 침엽수와 활엽수의 고목이 많음, 동쪽을 제외한 세 방향에서 바람이 불어왔다.
평가	마디게 자라 아주 좋은 산삼

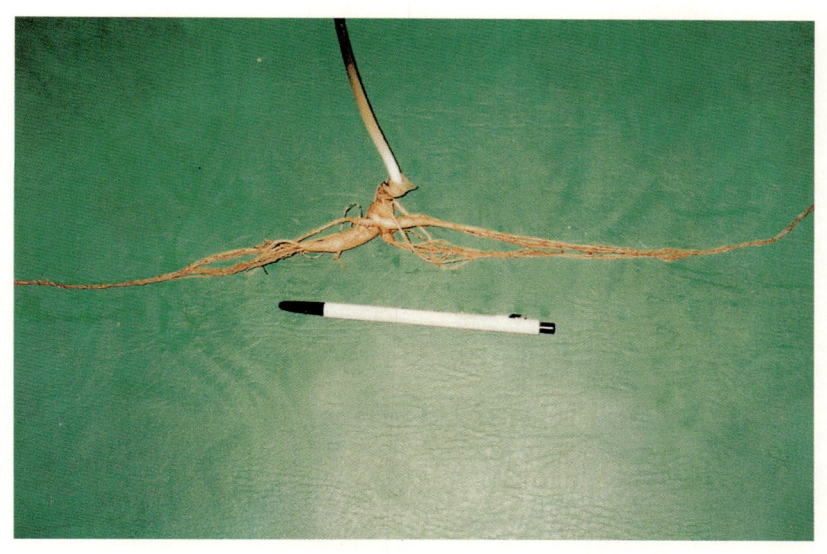

채취 장소	충북 괴산지방
형태	4지5엽. 오(ㅗ)자형
주위 환경	서남쪽 방향 9부 능선 아래에서 성장, 마사토에 부엽토가 쌓여 있는 곳, 침엽수와 활엽수가 3:2로 침엽수가 많은 곳, 서쪽에 큰 산이 있어서 한낮의 강한 햇볕을 막아주었다.
평가	몸체는 크지 않으나 마디게 자라 좋은 산삼

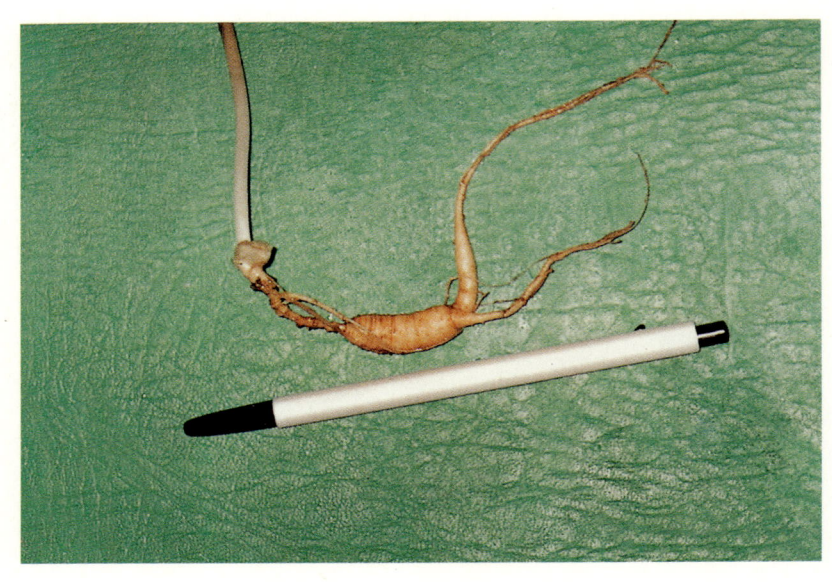

채취 장소	경기 광주지방
형태	4지5엽. 노두가 길다. 브이(V)자형
주위 환경	동서간 방향의 계곡에서 성장, 돌이 많고 모래가 많이 있는 땅으로 배수가 잘됨, 계곡인데다 침엽수가 많아서 일조량이 나쁨, 바람이 막혔고 주위에 시냇물도 없었다.
평가	몸체는 작지만 좋은 삼이다.

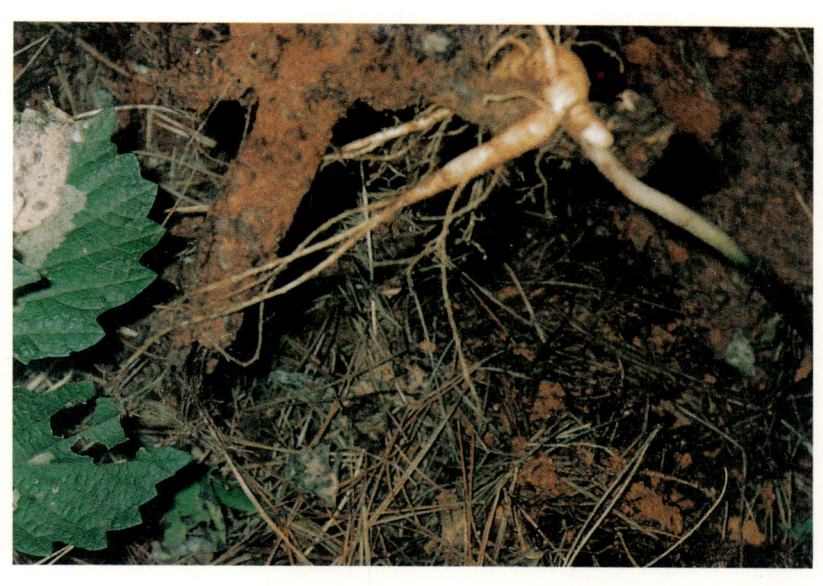

채취 장소	충남 당진지방
형태	4지5엽. 잔뿌리가 없음. 디귿(ㄷ)자형
주위 환경	서북간 방향의 완만한 산 중턱에서 성장, 부엽토 아래 썩은 나무뿌리에서 자생, 침엽수와 활엽수가 3:1로 배열, 산의 앞·뒤 양쪽에 물이 흐르고 있었다.
평가	보통

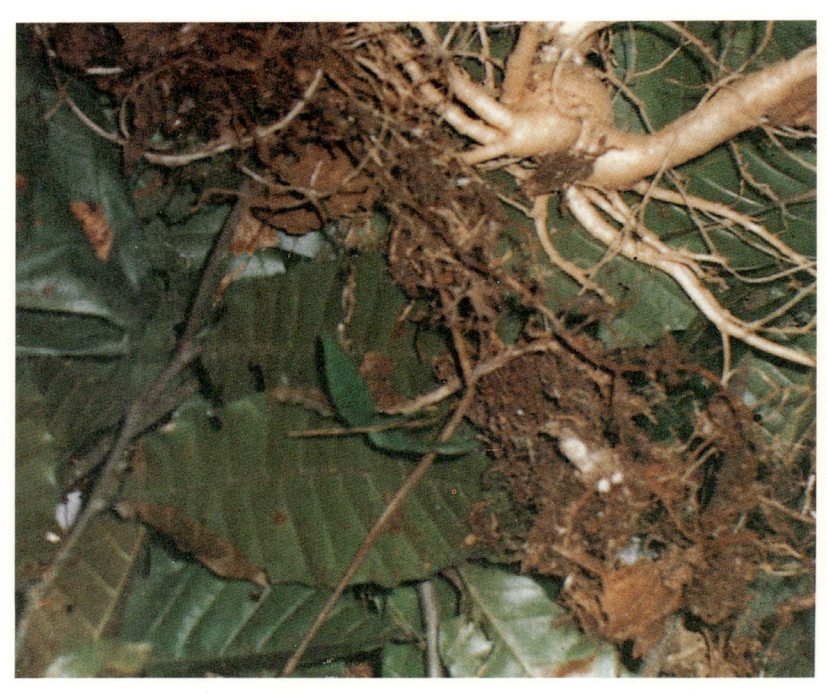

채취 장소	충남 금산지방
형태	4지5엽. 우윳빛 뿌리. 브이(V)자형
주위 환경	동북간 방향의 8, 9부 능선에서 발견, 배수가 잘되는 마사토 토질에서 성장, 주변에 물줄기가 센 물이 흐르고 산 앞으로 맑은 물이 흘렀다.
평가	보통

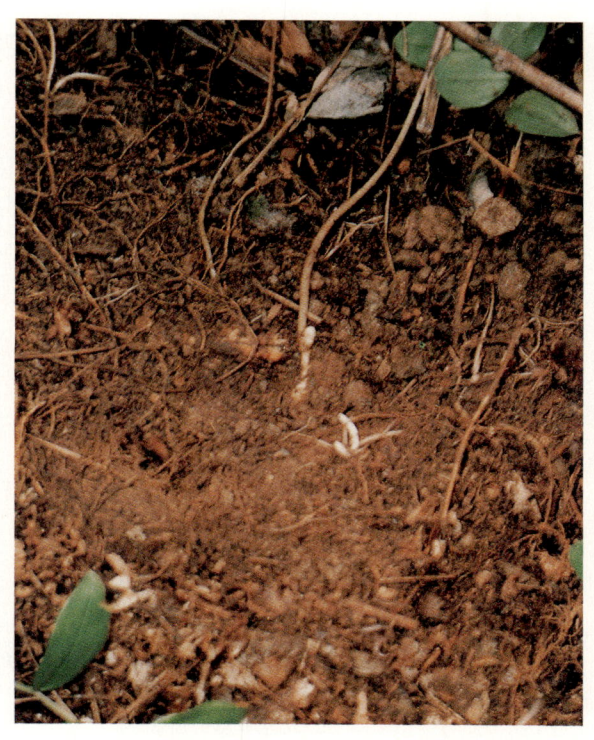

채취 장소	경북 영주지방
형태	4지5엽. 뿌리의 형태가 길다. 일(1)자형
주위 환경	동북간 방향의 3부 능선에서 성장, 일조건이 비교적 좋지 않고 토질은 잔돌이 많음, 남쪽과 서쪽에 아주 높은 산, 북쪽에 더 큰 산이 있음, 산 앞에 계곡물이 흐르고 바람이 동남간에서 불어왔다.
평가	마디게 자라 좋은 삼

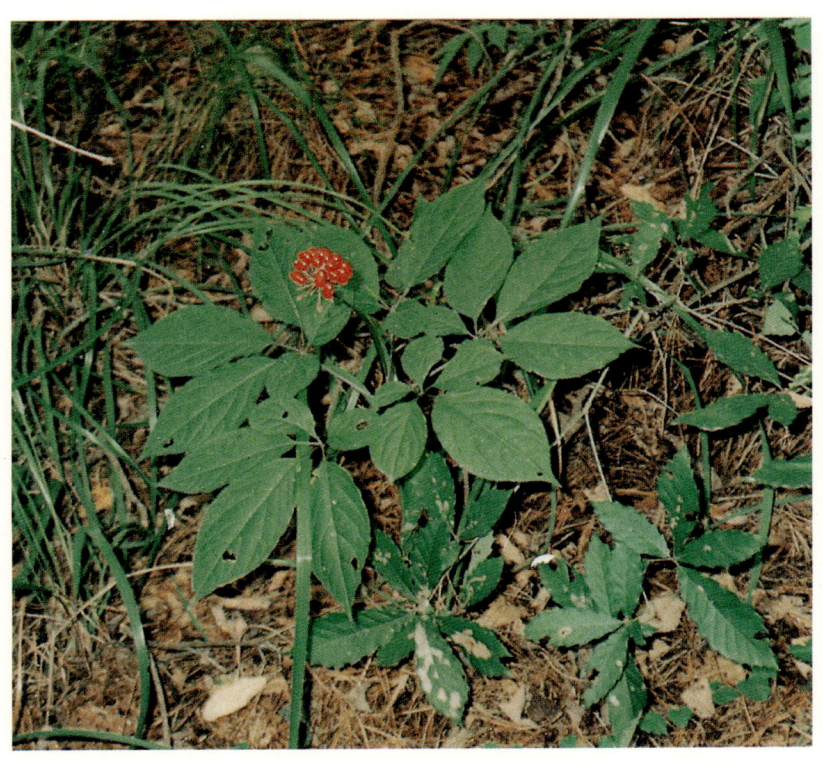

채취 장소	경북 풍기지방
형태	5지5엽. 열매 많음
주위 환경	남동쪽 방향의 7부 능선에서 성장, 마사토에 부엽토가 많이 쌓였음, 침엽수가 많아서 일조건이 나쁨, 산 옆에 북쪽에서 남서쪽으로 흐르는 물이 있었다.
평가	마디게 자라 좋은 삼

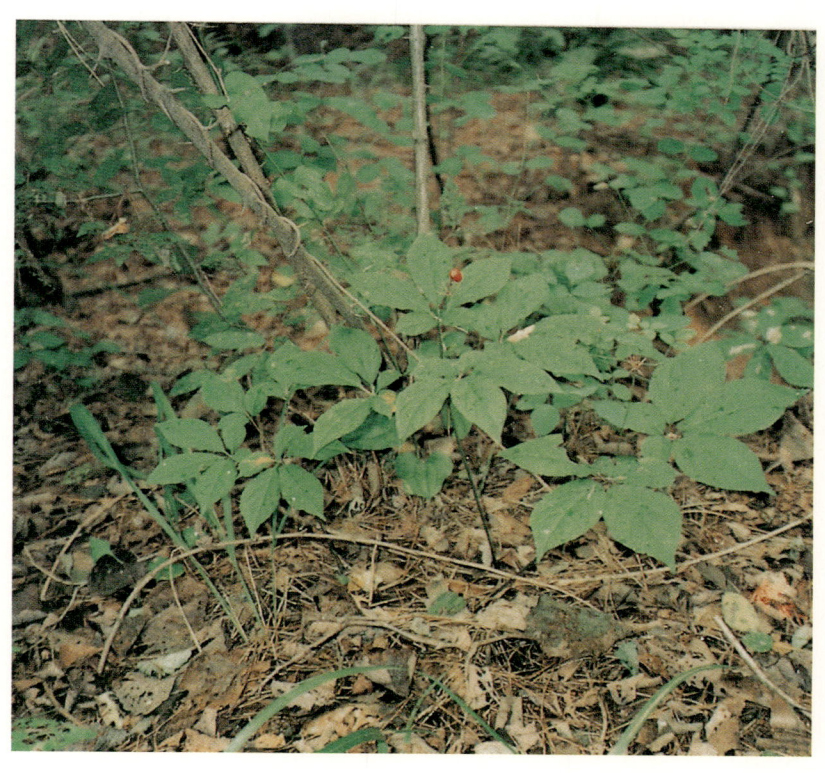

채취 장소	전북 무주지방
형태	3지5엽. 군락지
주위 환경	동남쪽 방향의 5부 능선에서 성장, 마사토 토질 위에 부엽토가 쌓임, 침엽수와 활엽수가 5:5 비율로 배열, 바람과 일조량이 좋은 조건이었다.
평가	마디게 자란 삼으로 좋음

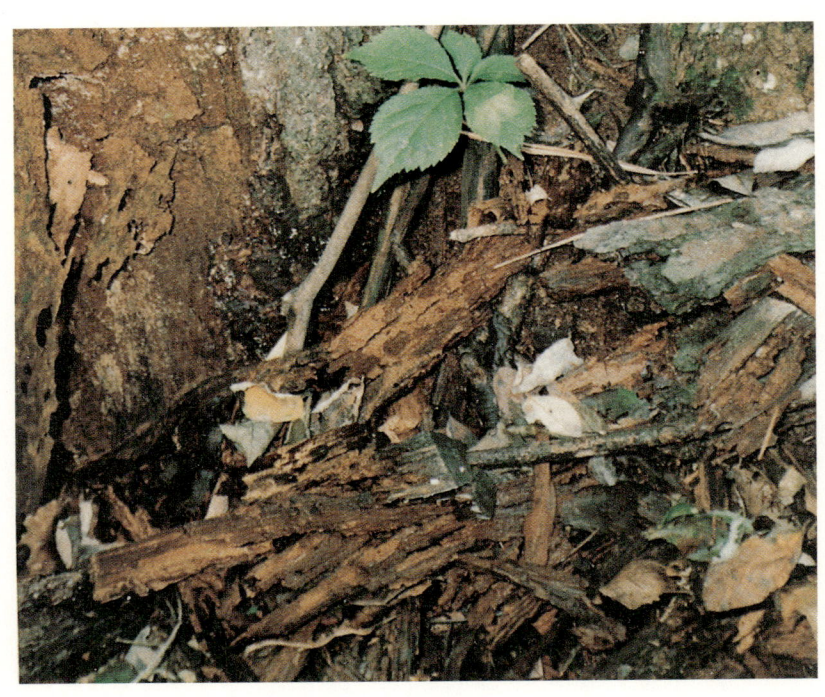

채취 장소	충북 음성지방
형태	1지5엽
주위 환경	동북간 방향의 8부 능선에 위치, 썩은 고목 아래에서 성장, 주위가 다소 습한 환경이며 산 아래에서 시원한 바람이 불어왔다.
평가	발견하기 어려운 5엽 어린 삼

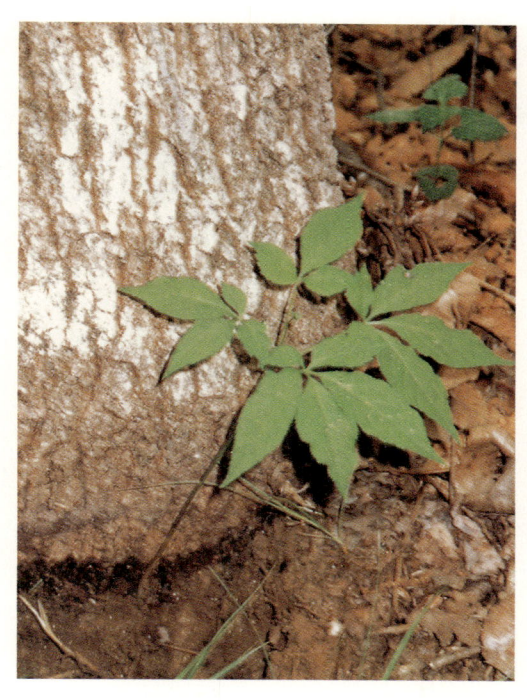

채취 장소	전북 완주지방
형태	4지5(3)엽
주위 환경	동북간 방향의 5부 능선 참나무 아래에서 성장, 황토 위에 부엽토가 많이 쌓임, 침엽수와 활엽수가 2:3 비율로 배열, 동쪽에서 시원한 바람이 불어왔다.
평가	참나무 밑에서 자랐지만 마디게 자라 좋은 삼으로 평가할 수 있다.

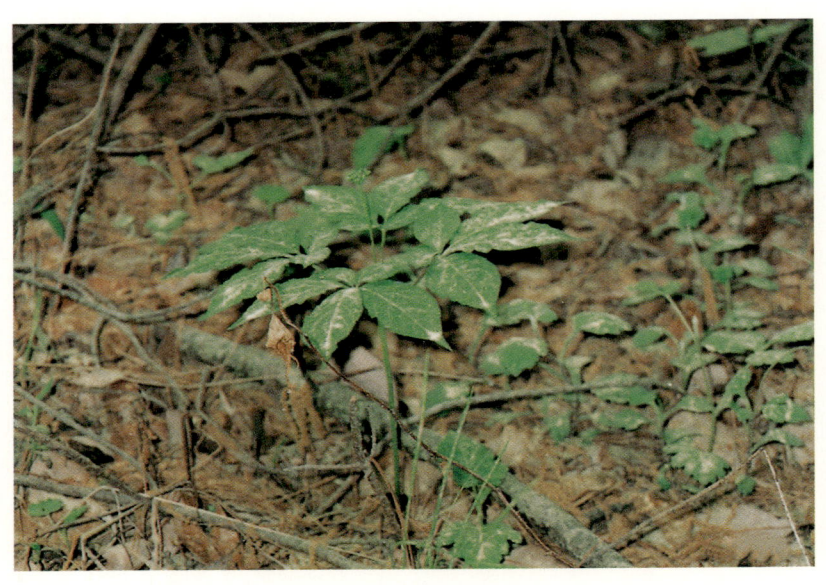

채취 장소	전북 순창지방
형태	4지5엽
주위 환경	동북간 방향의 2부 능선 아래 평평한 곳에서 자생, 마사토 위에 부엽토가 쌓여서 좋은 토질, 침엽수와 활엽수가 2:3 비율로 배열, 황사와 송홧가루가 산삼 위에 뿌옇게 내려앉은 모습
평가	마디게 자라 좋은 삼

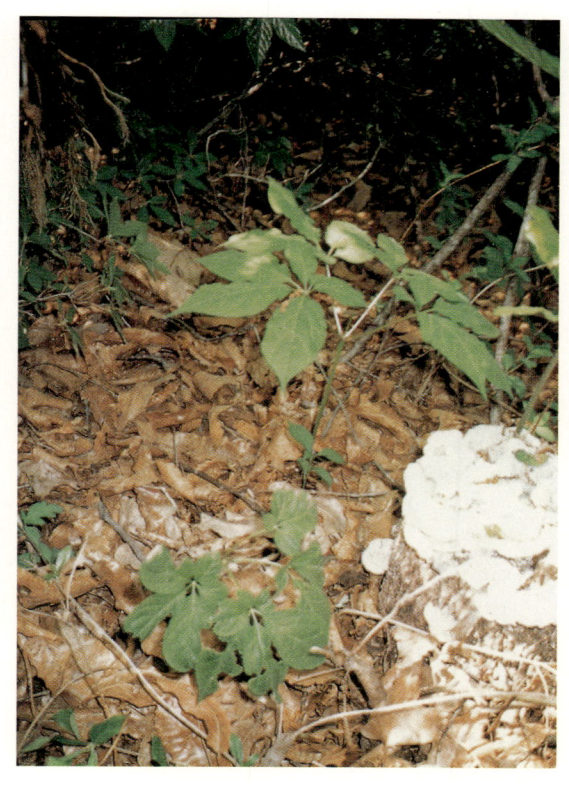

채취 장소	충남 금산지방
형태	4지5엽
사진 설명	4지5엽 산삼으로 버섯을 달고 있는 썩은 나무 그루터기에서 영양을 섭취한다. 산삼을 캘 때 그쪽을 넓게 잡고 캐 들어가야 한다.
평가	보통

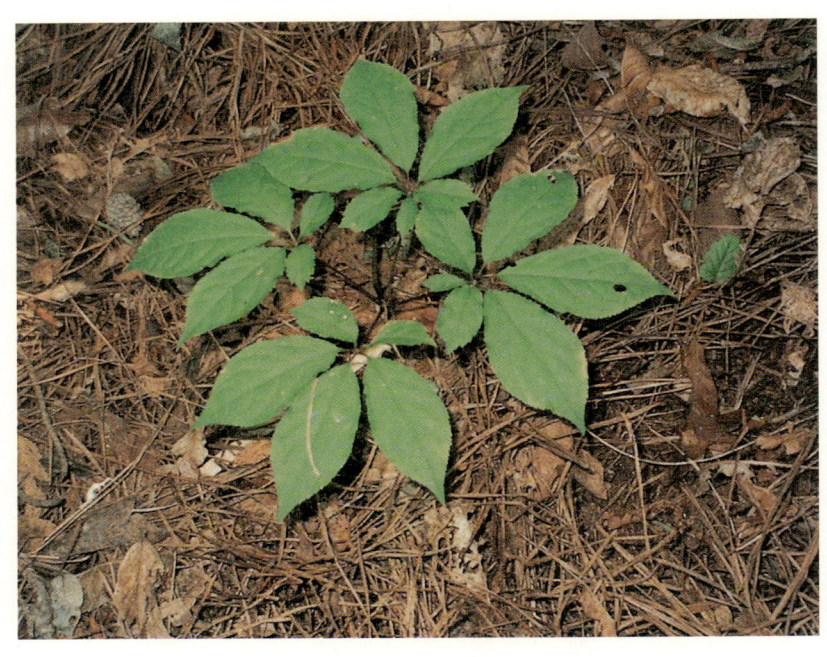

채취 장소	전북 진안지방
형태	4지5(6)엽
사진 설명	5월 중 꽃가루나 송홧가루를 뒤집어 쓴 산삼을 만날 수 있다. 그러나 경험이 적은 심마니들은 그냥 지나치기 쉽다.
평가	마디게 자라 아주 좋은 삼이다.

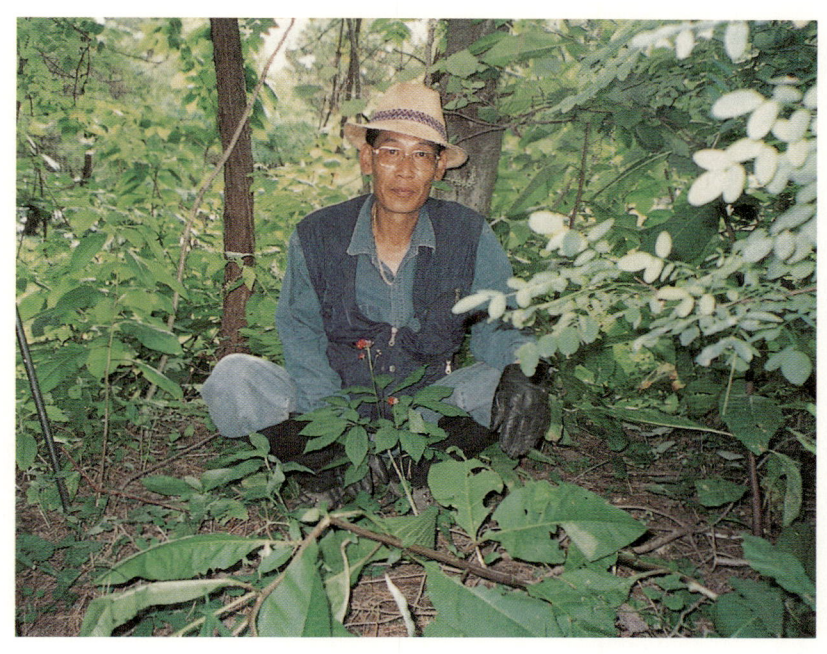

채취 장소	충북 영동지방
형태	5지5엽. 빨간 열매
주위 환경	동북간 방향의 8부 능선 부근에서 성장, 마사토 위에 부엽토가 많이 쌓임, 활엽수와 침엽수가 반반으로 일조건 나쁨.
평가	마디게 자라 아주 좋은 삼이다.

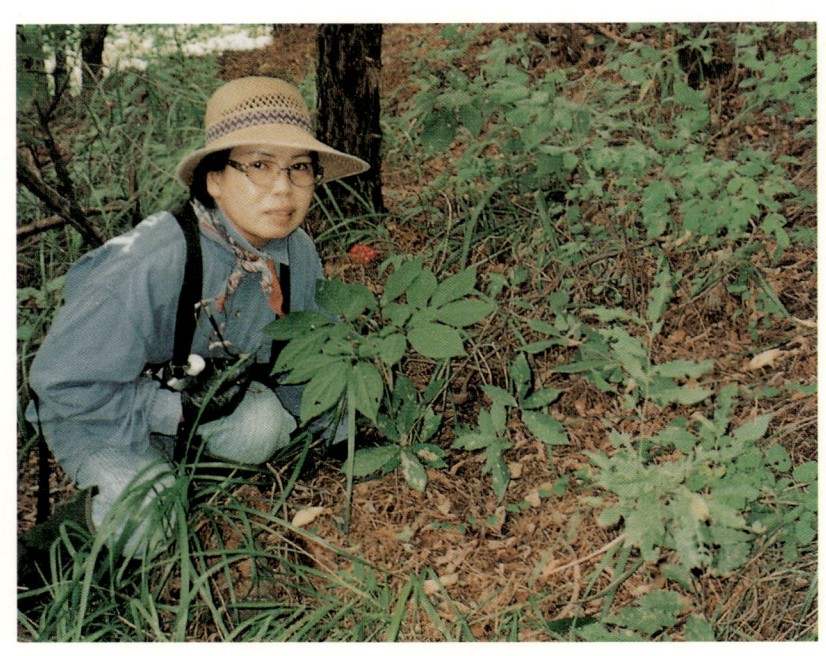

채취 장소	경북 영주지방
형태	4지5엽. 꽃대, 열매
사진 설명	옛날 심마니들은 산행 전에 여자와 관계를 해서는 안 되고 여자가 산에 가면 산신령이 노한다고 하였다. 그러나 요즘에는 부부 심마니도 많아졌다. 필자 아내가 산삼을 발견하고 기념 촬영한 사진이다.
평가	마디게 자라 아주 좋은 삼으로 평가할 수 있다.

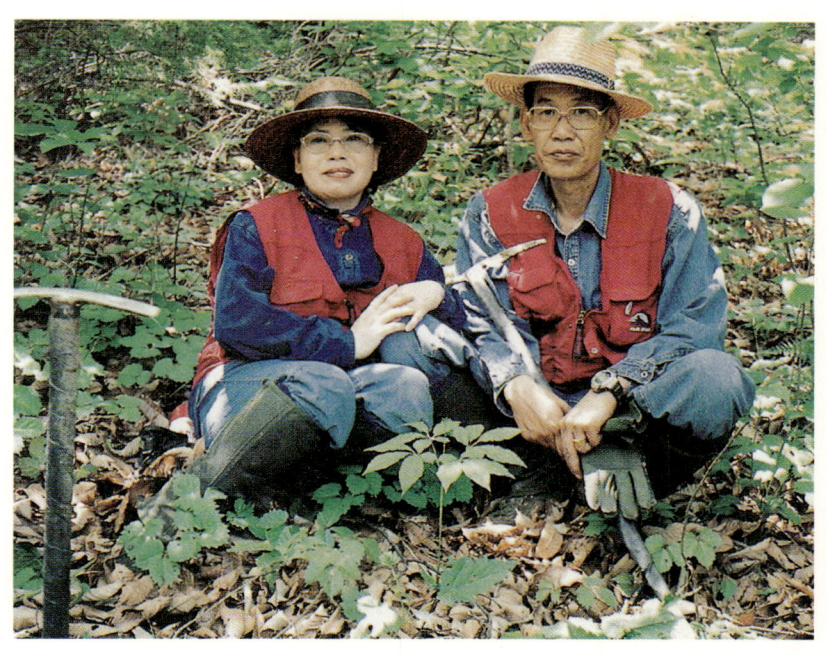

채취 장소	전북 진안지방
형태	4지5엽
주위 환경	동북간 방향의 마을 뒷산 정상 부근에서 성장, 마사토 위에 부엽토가 쌓임, 침엽수와 활엽수가 2:3 비율로 배열, 큰 나무 아래 작은 잡목들이 있었다.
평가	마디게 자라 좋은 삼이다.

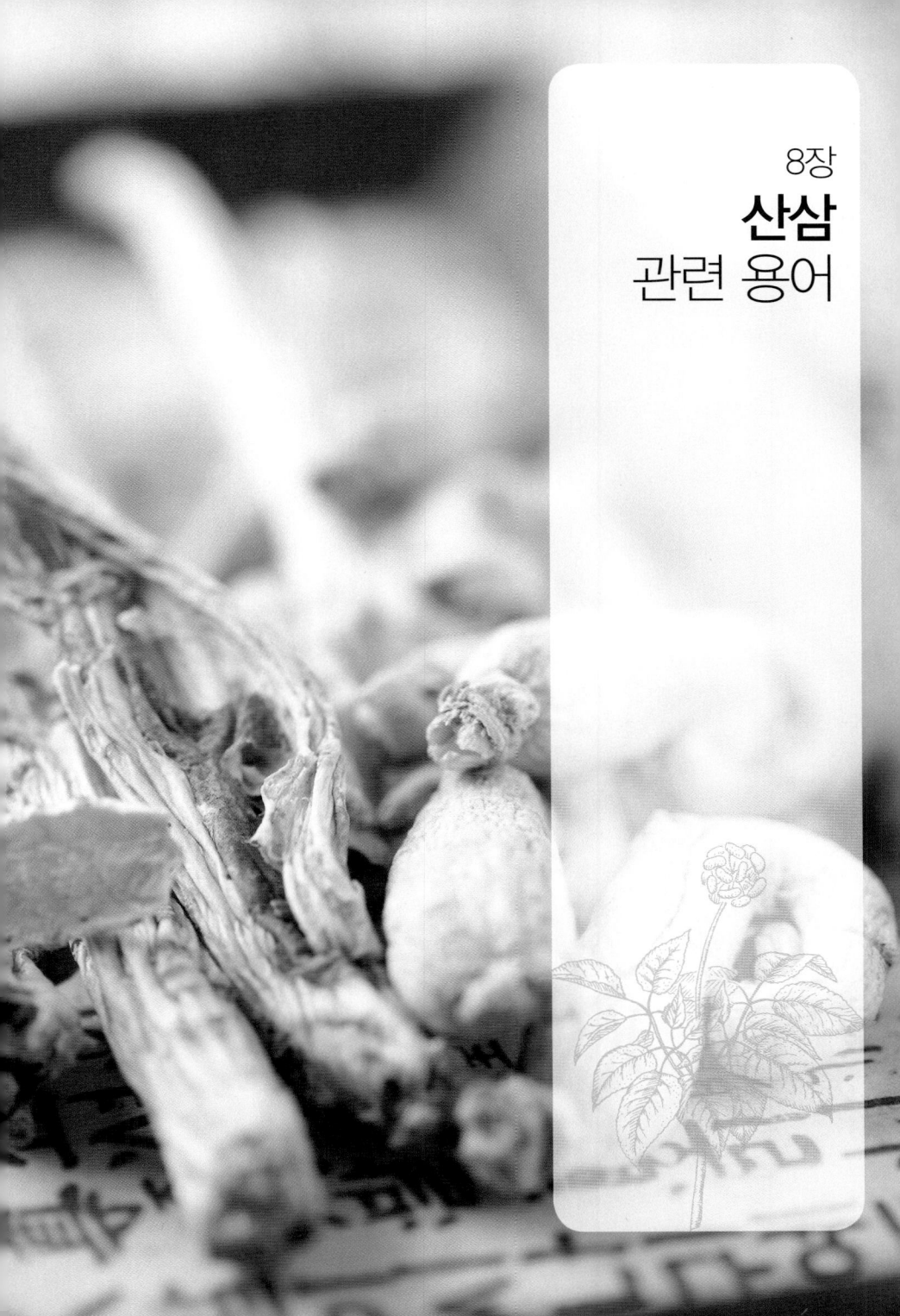

8장
산삼
관련 용어

ㄱ

가락지 횡취(橫皺)라고도 하는데 몸통에 가락지를 낀 것같이 생긴 띠로 겨울철 땅속으로 파고들 때 생긴 주름상을 말한다.

가삼(家蔘) 포삼과 같은 말

감재비 낫의 은어

강릉부산삼봉표 조선시대 산삼채취를 금지하려고 만들어놓은 표석. 강원도 정선군과 평창군 경계에 있다.

강삼(江蔘) 강계에서 생산되는 인삼. 남한에서 이야기할 때는 강원도 인삼을 일컫는 옛말

개갑(開匣) 인삼씨는 단단하기 때문에 파종 후 발아기간을 단축하려고 일정 기간 씨눈의 생장을 촉진하기 위한 인위적 처리 방법

개삼터(開蔘-) 충남 금산군 남이면 성곡리에서 처음 인삼을 재배했다는 터. 개삼각과 기념비와 인삼을 깎던 집이 있다.

거른다 실른다와 같은 말

건들게 바람의 은어

경흔(莖痕) 삼대가 말라 죽음으로써 삼대가 붙었던 자리에 생기는 흔적

고려인삼(高麗人蔘) 옛날부터 우리나라 인삼이 약효가 뛰어나서 다른 나라 인삼과 구별하여 부르던 이름

고무 소리의 은어

고분성 산줄기의 은어

꽃대 3지5엽이 되면 중앙에서 파란 줄기가 나오고 그 위에 꽃봉오리가 맺힌다. 꽃대는 꽃이 열리는 줄기를 말한다. 꽃은 열매가 되어 7월부터 익기 시작하여 8, 9월에는 빨갛게 익는다.

꽹과리 달의 은어

구광 구광자리의 줄임말

구광자리 전에 산삼을 캤던 자리를 말하는 은어. 구광자리는 산삼을 먼저 발견한 자가 있어도 누구나 들어가 산삼을 캘 수 있다.

금산인삼제 충남 금산군에서 해마다 열리는 향토축제

금삼(錦蔘) 금산에서 생산되는 인삼의 옛말
급취장(急就章) 2,000년 전 중국에서 사유(史遊)가 지은 의서로 인삼을 '人蔘'이
라 기록하였다.
기삼(麒蔘) 인제에서 생산되는 인삼의 옛말
긴댕이 진대마니와 같은 말

ㄴ

나사 살피게와 같은 말
내피 1년생 산삼
넙대 곰의 은어
네잎내피 산삼의 삼대 위에 잎이 4개 달려 있는 것
노두(蘆頭) 산삼의 몸통 위에 있는 머리 부분
뇌두(腦頭) 노두의 틀린 말

ㄷ

다부린다 먹는다의 은어
달 불의 은어
딸 달과 같은 말
당삼(糖蔘) 당분 용액에 여러 차례 담갔다가 말린 인삼
더구레 저고리의 은어
데팽이 안개의 은어
도삼(都蔘) 아랫도리가 통통하고 여체처럼 생긴 산삼
도자 칼의 은어
독메 심마니들이 채삼활동을 할 때 먼저 발견한 사람이 독차지하는 방법

돋운다 산삼을 캐는 일을 말한다. 심마니들은 장애물이 없는 한 산삼을 맨손으로 캔다.

동복삼(同福蔘) 전라도 동복현(전라남도 화순군 동복면)에서 처음으로 재배인삼을 생산했을 때 부르던 말

동산몾군 추분경에 입산하는 심마니

동삼(動蔘) 오래된 산삼은 움직여 돌아다니는 삼이란 뜻. 전설에서 산삼이 효자의 집을 찾아온 것과 같이 활동하는 산삼을 말한다.

동삼(童蔘) 어린이만 한 산삼. 동자삼이라고도 한다.

동자삼(童子蔘) 동삼(童蔘)과 같은 말

동의보감(東醫寶鑑) 조선시대 1693년에 허준이 왕명을 받아 쓴 의학서

되뽀미 재배 삼밭에서 씨를 얻어 심는 것

두잎내피 잎이 두 개 나온 산삼

띠적났다 '산삼이 무더기로 났다'의 은어

ㅁ

마니 사람의 은어

마당너구리 개의 은어

마당심 산삼밭의 은어

마대 지팡이의 은어

마대시리 마대와 같은 말

만산몾군 추분 후에 입산하는 심마니

망초 산삼을 왕초(王草)라고도 하는데 왕초 발음이 잘못 전해져 생긴 말

멀건이 사람의 은어

모둠 산에서 심마니들이 지은 움집을 가리키는 은어

모래미 쌀의 은어

몸통 산삼의 주근(主根)을 말하는데 약통이라고도 한다. 산삼의 노두 아래에 있

고 잔뿌리를 달고 있으며 몸에는 가락지가 있는 경우도 있다.
몽 굼, 노리개, 해의 은어
묘삼(苗蔘) 인삼씨를 묘포에 파종하여 1년 6개월간 생육해 건조하지 아니한 인삼
무루미 밥의 은어
미삼(尾蔘) 인삼의 잔뿌리를 따서 모은 것

ㅂ

반건반습(半乾半濕) 나무가 그늘이 되어 습습한 느낌이 들지만 바람이 불어와서 건조한 기운이 느껴지기도 하며, 침엽수와 활엽수가 2:3으로 배열된 곳
반양반음(半陽半陰) 동북간 방향으로 침엽수와 활엽수가 2:3으로 배열되어 반은 어둡고 반은 밝은 곳으로 산삼이 자생하기에 좋은 곳
방울 산삼의 뿌리에 생긴 방울 모양의 혹. 옥주(玉珠)라고도 한다.
방울삼 뿌리에 방울 모양의 혹이 붙어 있는 산삼. 배수가 잘되고 급경사진 땅에서 캘 수 있다.
배운성 계곡의 은어
백사 소금의 은어
백삼(白蔘) 수삼의 껍질을 벗겨서 15일간 햇볕에 말린 하얀 인삼
본초(本草) 동양에서 약 4,000년간 발달해온 약물학을 통틀어 일컫는 말
본초강목(本草綱目) 중국 명나라 때 이시진(李時珍)이 쓴 의학서
봉삼(鳳蔘) 만주 봉황성에서 생산되는 인삼
봉표(封標) 조선시대에 산삼의 남획을 막으려고 입산금지를 한 표석
부루치 눈〔眼〕의 은어
부리시리 산의 은어
불거시 불구지와 같은 말
불구지 불의 은어

8장 산삼 관련 용어　227

ㅅ

사구 삼대 위에 4가지가 있는 삼을 말하는데 4지(四枝) 또는 사아(四椏)라고도 한다.

사지오엽(四枝五葉) 산삼의 삼대 위에 4가지가 있고 가지마다 잎이 5개 있는 것. 사아오엽(四椏五葉)이라고도 한다.

산개 호랑이의 은어

삼밭 인삼을 재배하는 밭. 삼포(蔘圃)라고도 한다.

산삼(山蔘) 깊은 산속에서 자생하여 성장한 인삼. 야삼(野蔘)이라고도 한다.

산삼채취대 여러 사람이 무리를 지어 산삼을 캐러 다니는 집단

산삼채취인 오늘날 산삼을 캐러 다니는 사람

산신제 심마니들이 산신령에게 산삼을 캐게 해달라고 기원하는 제사

산양산삼(山養蔘) 산삼의 씨앗을 산중에 뿌려 가꾸어 기른 산삼

산재 젓가락의 은어

산중제사 심마니들이 어인마니의 지시에 따라 입산하였을 때 산신령에게 드리는 제사

살피 울림대와 같은 말

살피게 눈〔眼〕의 은어

삼(蔘) 인삼보다 먼저 사용된 말로 '심'이란 말 다음에 사용한 한자말

삼구 삼대 위에 3가지가 있는 산삼. 3지(三枝) 또는 삼아(三木椏)라고도 한다.

삼대 산삼의 뿌리에서 나온 줄기

삼아(三椏) 산삼의 세 줄기. 삼지(三枝)와 같은 뜻

삼아오엽(三椏五葉) 산삼의 3가지와 5잎. 허준은 인삼의 형태를 삼아오엽으로 기록하였다. 중국의 도홍경(陶弘景)도 고려인삼은 삼아오엽이라고 하였다.

삼잎 산삼의 잎

삼칸 인삼을 재배하기 위하여 시설물을 나타내는 단위

삼포(蔘圃) 삼밭과 같은 말

상품약(上品藥) 중국 의학서 신농본초경(神農本草經)에서 약을 분류하면서 상품약, 중품약, 하품약으로 나누었을 때 제일 좋은 약. 고려인삼을 상품약으로

분류하였다.

새용 놋쇠냄비의 은어

생바닥 산삼을 캐지 않은 곳을 말하며 생자리와 같은 말이다.

생삼사철 부인이 아기 낳는 모습이나 돼지가 새끼 낳는 모습을 보면 3일 늦추었다가 입산하는 것

생자리 산삼을 처음 캐는 곳

석산이 쥐의 은어

선채 심마니 경력이 많은 사람

설피 신발의 은어

세근(細根) 잔뿌리와 같은 말

세잎내피 가지 하나에 잎이 3개 달린 산삼

소를 깬다 옛날, 큰 산삼을 캤을 때 소를 잡는 일을 말한다.

소장마니 젊은 심마니를 말하는 은어

손경인(孫景仁) 1828년경 개성에서 처음으로 인삼을 재배하였다고 알려진 사람

송삼(松蔘) 옛날, 개성에서 나는 인삼을 일컫던 말

수삼(水蔘) 묘삼을 본포에 이식한 뒤 생육시켜 캔 인삼으로 건조하지 아니한 인삼

수음 물의 은어

숨 숨의 은어

쑤루 실른다와 같은 말

시더구 시루메와 같은 말

시루메 펌과 같은 말

실른다 (담배) 피우다의 은어

심 인삼의 본 이름. 황도연(黃道淵)이 지은《방약합편(方藥合編)》에서 인삼을 향명(鄕名)으로 심이라고 기록한 삼(蔘)의 옛 이름이다.

심마니 산삼을 캐는 사람을 말하며 심메마니라고도 한다.

심마니교 강원도 정선군에서 옛날 심마니들이 산삼을 캘 때 묵었던 산막이 있던 자리를 기념하여 만든 자리

심메 산삼의 은어

심메마니 심마니와 같은 말
심메마니놀이 강원도 인제군의 민속놀이로 산삼 캐는 놀이
심메보시오 '산삼을 캐시오'라는 말의 은어
심봤다 심마니들이 산삼을 발견하였을 때 외치는 말로 산삼을 보았다는 뜻이다. 산삼을 깔고 앉은 사람이 있어도 심봤다고 먼저 말하는 사람이 산삼을 차지한다.

안거리 감재비와 같은 말
안침하다 휴식하다의 은어
야삼(野蔘) 산삼과 같은 말
야생인삼(野生人蔘) 산에서 천연적으로 자란 산삼
약통 몸통과 같은 말
양삼(養三) 산양산삼의 줄임말
양직(養直) 양삼과 같은 말
어인님 어인마니의 줄임말
어인(御人)마니 심마니들 가운데 대장을 가리키는 은어
어인선생제 심마니들이 입산한 뒤 산신제를 지내고 그 제물로 어인마니가 특별히 지내는 제사
염적마니 심마니들 가운데 가장 어린 마니를 가리키는 은어
오구 산삼의 삼대 위에 5가지가 있는 산삼
오지오엽(五枝五葉) 산삼의 삼대 위에 가지가 5개 나오고 가지마다 잎이 5개 달린 것
오지육엽(五枝六葉) 산삼의 삼대 위에 가지가 5개 나오고 가지마다 잎이 6개 달린 것
오행 산삼의 삼대 하나에 잎사귀가 5개 달린 것

옥주(玉珠) 방울과 같은 말
와삼(蛙蔘) 산삼의 몸통에 가지가 많이 난 것
왕초(王草) 산삼을 말함. 산삼이 풀 가운데 왕이라는 뜻에서 부르는 말
우게 수음과 같은 말
우렁기 밥공기의 은어
우묵이 바가지의 은어
울림대 손가락의 은어
원앙메 심마니들이 캔 산삼을 고루 나누어 가지는 방법
원종(原種) 깊은 산속에서 산삼의 씨가 떨어져 천연적으로 자란 산삼
육구 산삼의 삼대 하나에 가지가 6개 달린 것
육구만달 산삼의 삼대 위에 6가지가 있는 산삼
육지오엽(六枝五葉) 산삼의 삼대 위에 가지가 6개 나오고 가지마다 잎이 5개 달린 것
음지성식물(陰地性植物) 습윤하고 음지에서 자라는 식물 (예) 고사리, 더덕
인삼(人蔘) 오가과(五加科) 식물로서 학명은 *Panax ginsang*. 한국, 중국, 일본, 러시아에서 생산된다. 고려 이후 인삼의 삼(蔘)자를 생약 중 왕, 즉 왕초(王草)임을 나타내기 위해서 한국에서만 蔘자를 사용했다.
인삼계지부자탕(人蔘桂枝附子湯) 소음인의 양기부족을 치료하는 처방
인삼관계부자탕(人蔘官桂附子湯) 소음인의 양기부족을 치료하는 처방
인삼앵속탕(人蔘鶯粟湯) 소음인의 이질에 쓰는 처방
인삼양위탕(人蔘養胃湯) 위장병에 쓰는 처방의 하나
인삼오수유탕(人蔘吳茱萸湯) 소음인이 태음 중에 설사할 때 처방
인삼진피탕(人蔘陳皮湯) 소음인 어린이의 만경풍에 쓰는 처방
인삼차(人蔘茶) 인삼을 재료로 하여 만든 차
인삼칠효설(人蔘七效說) 최근 중국에서 주장하는 학설로 인삼에 일곱 가지 효험이 있다고 한다.
　① 심신의 기운을 돋아 체질개선
　② 혈액을 생성하여 순환이 잘됨

③ 마음이 편하고 정신이 안정
④ 갈증해소
⑤ 폐기능 보호, 안정
⑥ 위장을 튼튼하게
⑦ 체내에 독물 제거

인삼패독산(人蔘敗毒散) 감기에 쓰는 처방
인삼황기탕(人蔘黃芪湯) 혈액순환을 원활하게 하는 처방
인종(人種) 인가 근처에서 캔낸 산삼을 말하는데 재배하는 인삼의 씨가 떨어져서 자생한 산삼
인형삼(人形蔘) 사람처럼 팔다리 모양이 갖추어진 산삼
일삼묏군 처서가 지난 뒤 입산하는 심마니
임원십육지(林園十六志) 조선시대 정조 때 서유거(徐有榘)가 지은 책으로 당시 인삼의 생산지를 기록하였다.
입산일(入山日) 심마니들이 산에 가는 날을 말하는데 1, 3, 5, 7, 9 등 홀수일이다.
입산제 심마니들이 산에 들어간 다음 제일 먼저 산신령에게 드리는 제사

자래 나무의 은어
잔뿌리 산삼 몸통 아래에 있는 뿌리를 말하는데 지근(至近), 세근(細根)이라고도 한다.
잘매 도끼의 은어
재배인삼(栽培人蔘) 논밭에서 인공적으로 재배한 인삼
전칠삼(田七蔘) 중국 원난성에서 생산되는 인삼의 일종
제물 산에서 산신령에게 지내는 제사 때 차리는 것으로 제물은 백설기, 술, 돼지머리(소머리)로 한정한다.
주근(主根) 산삼의 몸통 부분을 일컫는 다른 말. 동체라고도 한다.

주루룩 망태, 배낭의 은어
주제비 바지의 은어
주청이 잘매와 같은 말
죽절삼(竹節蔘) 일본, 중국, 네팔에서 생산되는 인삼의 일종
줄멩이 비의 은어
중머리 돼지의 은어
쥐아미 손의 은어
지근(支根) 잔뿌리와 같은 말
지댓짐 심마니들이 채삼기간에 메고 다니는 짐
직삼(直蔘) 밭에 이종하지 않고 직접 심은 인삼
진대마니 뱀의 은어
질 된장의 은어
찌그린다 잔다의 은어
찌기 돌의 은어

채삼꾼(採蔘軍) 전문적인 심마니. 조선시대에는 이들을 호적부에 기재하고 입산을 통제했음
초사니막 움막을 짓는다는 심마니들의 은어
춘미삼(春尾蔘) 이식할 수 없는 불량한 묘삼을 햇볕에 말린 것
칠구두루부치 산삼의 삼대 위에 일곱 가지가 달린 산삼
침엽수(針葉樹) 잎이 바늘같이 생긴 나무로서 소나무, 전나무, 잣나무 등을 말함

ㅋ
쿨쿨이 돼지의 은어

ㅌ
턱수 산삼의 노두 아래에 크게 뻗어 나온 뿌리
토직(土直) 직삼과 같은 말

ㅍ
파삼(破蔘) 원형을 제대로 갖추지 못한 불량삼. 백삼으로 제조할 수 없는 파삼, 절삼, 병삼을 햇볕에 건조한 것
펌 떡의 은어
포삼(圃蔘) 전포에서 이종한 산삼을 말하는데 가삼(家蔘)이라고도 한다.
포삼(包蔘) 홍삼과 같은 말

ㅎ
한삼 심마니들의 입산기간을 가리키는 은어
한삼식량 심마니들이 입산기간 먹을 양식을 말하는 은어
향약구급방(鄕藥救急方) 고려시대 고종 때 대장도감에서 간행한 의서로서 우리나라에서 가장 오래된 책. 이때부터 인삼이 人蔘으로 표기되었다.
향약집성방(鄕藥集成方) 조선시대 세종 15년에 간행한 의서
호련 부시, 성냥의 은어
홍삼(紅蔘) 6년근 수삼을 껍질을 벗기지 않고 2시간 동안 쪄서 12시간 정도 불에

말렸다가 다시 14일간 햇볕에 말려서 만든 삼. 등급은 천삼, 지삼으로 나눈다.
홍삼차(紅蔘茶) 홍삼을 재료로 하여 만든 차
활엽수(闊葉樹) 잎사귀가 넓은 참나무, 피나무, 옷나무, 단풍나무, 오리나무, 물푸레나무 등을 말한다.
황득 모닥불의 은어
휴면삼(休眠蔘) 외부의 어떤 충격으로 땅속에서 잠자는 산삼
흑저귀 까마귀의 은어
흘림 술의 은어
히게 눈의 은어

| 부록 |

大韓本草學會誌 제27권 제2호(2012년 3월)
http://dx.doi.org/10.6116/kjh.2012.27.2.69

Kor. J. Herbology 2012 ; 27(2) : 69-75

山養山蔘 열수추출물이 db/db 마우스 당뇨모델에서 혈중 지질대사와 혈당에 미치는 영향

김응래[1], 김창식[1], 이희영[2], 이혜림[2], 김응렬[3], 윤미정[4], 신순식[2*]

1: 우리산삼효능연구소, 2: 동의대학교 한의과대학 방제학교실 및 한의학연구소,
3: 공주영상대학교, 4: 목원대학교 바이오건강학부

Mountain cultivated ginseng water boiled extract decreases blood glucose level and improves lipid metabolism in male db/db mice

Eung-Lae Kim[1], Chang-Sik Kim[1], Hee-Young Lee[2], Hye-Rim Lee[2],
Eung-Yeol Kim[3], Mi-Chung Yoon[4], Soon-Shik Shin[2*]

1: Woori Institute of Mountain Cultivated Ginseng,
2: Dept. of Formula Science, College of Oriental Medicine & Research Institute of Oriental Medicine, Dong-Eui University,
3: Kongju Communication Arts University,
4: Dept. of Life Sciences, Mok-Won University

*교신저자: 신순식. 부산시 부산진구 양정2동 산45-1 동의대학교 한의과대학 방제학교실.
· Tel: 051-850-7414. · E-mail: ssshin@deu.ac.kr.
· 접수: 2012년 2월 13일 · 수정: 2012년 3월 4일 · 채택: 2012년 3월 16일

ABSTRACT

Objectives : We investigated the effects of mountain cultivated ginseng water boiled extract(MCG) on blood glucose and insulin levels, and examined whether lipid metabolism are improved by it in male *db/db* mice(a murine model of type 2 diabetes mellitus).

Methods : 9 weeks old, male *db/db* mice were divided into 5 groups : C57BL/6J normal, control, MCG-250mg/kg(MCG-1), MCG-500mg/kg(MCG-2) and MCG-1,000mg/kg(MCG-3). After mice were treated with MCG for 8 weeks, we measured body weight, food intake, fat weight, visceral organ weight and blood glucose, insulin and lipid levels.

Results : 1. We found no difference in body weight, food intake, fat weight and visceral organ weight among the animal groups.

2. Compared with controls, MCG-treated mice had lower blood glucose level and higher blood insulin levels, the magnitude of which was prominent in MCG-2.

3. Compared with controls, MCG-treated mice had lower LDL-cholesterol and higher HDL-cholesterol levels.

4. Compared with controls, MCG-treated mice had blood triglyceride and free fatty acid levels, the magnitude of which was prominent in MCG-2.

5. Blood AST and ALT concentrations were not changed by MCG, indicating MCG do not show any toxic effects.

Conclusions : These results demonstrate that MCG effectively increases blood insulin level and decreases blood glucose level, blood lipid levels, and prevents and improves diabetic dyslipidemia and cardiovascular disease.

Key words : mountain cultivated ginseng(MCG), diabetes, glucose, triglyceride, insulin, dyslipidemia

結論

　당뇨병은 암, 뇌혈관질환, 심장질환과 함께 우리나라 10대 사인 중 하나로 2000년에 비해 2010년 사망원인 순위가 6위에서 5위로 상승하였다.[1] 당뇨병 유병률(만 30세 이상, 표준화)은 2001년 8.6%에서 2007년 9.6%까지 증가 추세였으나 이후로는 10% 이내 수준을 유지하고 있다. 2010년 당뇨병 유병률(만 30세 이상)은 전체 10.1%, 남자 11.3%, 여자 9.0%로 남자가 더 높았고, 연령별 유병률은 남자, 여자 모두 연령이 증가할수록 증가하여 70대 이후에서는 4명 중 1명이 당뇨 유병자였다.[2]

　심혈관질환은 당뇨병 환자의 주요 사망원인을 차지하고 있으며 이상지질혈증은 심혈관질환의 주요 위험인자임이 대규모 연구를 통해 알려지면서, 이상지질혈증 치료에 대한 중요성이 대두되고 있다.[3]

　山蔘은 五加皮科(두릅나무과, Araliaceae)에 속한 다년생 초본인 인삼(Panax ginseng C.A. Meyer)이 야생 상태에서 자연발생적으로 발아하여 성장한 삼을 일컬으며, 산양산삼은 인삼과 산삼의 삼씨나 幼蔘을 인위적으로 산에서 재배한 삼을 말한다.[4,5] 山蔘은 性味가 甘微寒하고 主補五藏, 安精神, 定魂魄, 止驚悸, 除邪氣, 明目, 開心, 益智의 약리작용이 있어[6] 腸胃中冷, 心腹鼓痛, 胸脇逆滿, 霍亂吐逆을 치료하고 調中, 止消渴, 通血脈, 破堅積, 令人不忘의 효과가 있는 것으로[7] 알려져 있다. 그러나 산삼은 희귀하여 생산량이 적고 고가로 인하여 약재로 사용하는 데 제한적이므로 대체약물로서 산양산삼이 적합할 것으로 생각된다.

　지금까지 산양산삼을 이용한 연구는 주로 약침학 분야에서 이루어져왔다. 산양산삼의 약침제제는 항독성 및 항암작용,[8~11)] 암세포의 apoptosis 유도,[12)] 혈당강하 작용,[13)] 지질강하 및 항산화효과,[14~16)] 인체 혈액 내의 단백질 변화,[17)] 지방세포 분화 억제,[18)] 자율신경계 조절,[19)] 간 기능 개선효과,[20)] 근위축성 측삭 경화증 개선,[21)] 자가치료능[22)]이 있는 것으로 보고되었다.

임상에서 산양산삼 단미로 사용한 결과 혈당 강하효과가 있는 것으로 나타나 동물실험상에서도 같은 효과가 있는지를 검증하고자 본 실험을 수행하게 되었다. 본 연구에서는 7주령의 제2형 당뇨모델 동물인 *db/db* 마우스를 이용하여 산양산삼 물추출액의 투여가 혈당 및 인슐린 농도와 지질대사에는 어떤 영향을 주는지에 대해서 조사하였다.

실험재료 및 연구방법

1. 실험재료

1) 실험동물

제2형 당뇨 모델 동물인 7주령의 수컷 *db/db* mouse 20마리와 C57BL/6J 5마리를 중앙실험동물(주)(Seoul, South Korea)로부터 구입하여 2주간 적응시킨 후 5군으로 나누어 각 군당 5마리를 체중범위에 따른 무작위법에 의하여 군 분리를 실시하고, 8주간 사육하였다.

사육환경은 온도 $21\pm2℃$, 습도 $55\pm5\%$, 환기 횟수 15~17회/hour, 조도 150~300lux, 그리고 조명은 12시간 명암(점등 06:00, 소등 18:00)으로 조정하여 실험 기간 동안 일정하게 SPF(specific pathogen free) 상태로 유지하였다. 고형사료(Harlan, USA)와 물은 자유 급이와 급수를 시켰다.

2) 실험물질

　실험물질은 산양산삼(mountain cultivated ginseng, MCG)의 열수추출물이다. 산삼연구가 김창식 선생(Daejeon, South Korea)으로부터 생물 산양산삼을 제공받아 동의대학교 한의과대학 방제학교실에서 전초의 무게를 재고 사진촬영을 하였으며 잔사를 제거하였다. 산양산삼은 낙엽수와 침엽수가 섞여 있는 혼효림 환경에서 자란 것을 채취하였다. 산양산삼이 혼효림에서 자랄 경우 9월 중순까지 산양산삼의 잎이 보존되어 있어 광합성을 충분히 하게 되지만, 산양산삼이 활엽수 환경에서 자랄 경우 일조량 과다로 6~7월경에 잎이 떨어지게 되어 광합성을 충분히 못하게 된다. 압력밀폐식 가마솥 중탕기 오쿠((주)오쿠, Gyeonggi province, South Korea)를 이용하여 산양산삼 40g, 정수기물 1,000cc를 붓고 112℃에서 5시간 열수추출한 뒤에 산양산삼 찌꺼기를 믹서에 갈고 이를 앞의 추출물에 혼합하고 농축하여 동결건조한 뒤에 실험에 사용하였으며, 대조물질은 autoclaved water(멸균수)를 사용하였다.

Table 1. The composition of MCG

한약명	Ingredient	%
山養山蔘	Panax Ginseng C.A. Meyer	100
	Total amounts	100

3) 실험군 및 투여방법

　군당 5마리 수컷을 공시하였으며, 산양산삼 열수추출액을 250, 500, 1,000mg/kg의 농도별로 8주간 경구투여하였다(Table 2).

Table 2. Experimental groups

Group	Treatment	Number	Sex
Normal	water MCG(mg/kg BW)	5	male
Control	water	5	male
MCG-1	250	5	male
MCG-2	500	5	male
MCG-3	1000	5	male

2. 연구방법

1) 체중증가량 측정

MCG가 체중증가량에는 어떤 변화를 주는지 알아보기 위하여 매주 2회 8주 동안 체중을 측정하고, 이를 근거로 하여 체중증가량을 계산하였다.

2) 식이효율 측정

MCG가 식욕과 관련이 있는지를 알아보기 위하여 체중은 매주 2회, 사료섭취량은 매주 1회 8주 동안 측정하였고, 이를 근거로 하여 식이효율을 계산하였다.

3) 혈액생화학 분석

혈액 채취는 실험시작 8주 후 12시간 절식한 뒤 diethyl ether로 마취한 다음 개복하여 복대정맥에서 혈액 1mL를 채취하였으며, 고속원심분리기(Micro 12, Hanil, Korea)를 이용하여 13,000rpm에서 5분간 원심분리하였다. 분리된 혈장은 냉동고(-20℃)에 보관하고 혈액생화학분석기(Selectra 2, Vitalab, Netherlands)를 사용하여 asparate aminotransferase, alanine aminotransferase, triglyceride, total cholesterol, high density lipoprotein cholesterol(HDL-cholesterol), low density lipoprotein cholesterol(LDL-cholesterol), free fatty acid, glucose, insulin과 leptin의 혈중 농도를 각각 측정하였다.

4) 동물부검

채혈한 뒤에 부검하여 지방조직, 간장, 췌장, 비장, 심장과 신장의 무게를 측정하고, 이들의 크기와 색깔을 관찰하였다.

3. 통계분석

모든 값은 mean±standard deviation(SD)으로 표시하며, OriginLab Version 7.5(OriginLab Corporation, MA, USA)의 one way ANOVA를 이용하여 통계적 유의성을 검증하였다.

實驗結果

1. 일반증상, 사료섭취량 및 체중의 변화

본 실험에 쓰인 *db/db* 마우스는 렙틴수용체가 불활성화된 모델로 렙틴의 분비능은 정상이나 수용체의 결함에 의해 렙틴이 작용하지 못한다. 따라서 *db/db* 마우스는 렙틴이 불활성화되면서 식욕을 억제하지 못해 생기는 비만이 원인이 된 전형적인 제2형 당뇨모델이다. 본 실험기간 중 산양산삼 물추출물의 섭취와 관련된 이상증상은 관찰되지 않았으나, 당뇨의 유발로 인한 다뇨, 다갈, 다식의 증상이 실험 기간 동안 모든 동물에서 관찰되었다.

사료섭취량과 체중은 각 실험군 간에 유의적인 차이가 없었다(Table 3).

Table 3. Feed intake and weight changes in *db/db* mouse for 8weeks

Time variavles/Groups	Initial	1week	2week	3week	4week	5week	6week	7week	8week	Total intake or weight change
Feed intake(g)										
Normal	–	3.37±0.34	3.76±0.22	3.6±0.23	3.74±0.31	3.71±0.06	4.19±0.31	3.65±0.15	3.86±0.15	29.88±0.60
Control	–	5.3±0.96	6.23±0.68	6.08±1.05	5.98±1.12	5.45±1.47	6.1±1.51	6.23±1.24	6.5±0.64	47.87±8.57
MCG-1	–	6.04±0.23	6.1±0.57	6±0.74	5.89±1.28	5.92±0.80	6.33±0.93	6.25±0.95	6.15±0.90	48.68±5.62
MCG-2	–	5.38±0.51	6.13±0.65	6.22±0.86	6.33±0.84	6.09±0.92	6.85±0.70	6.18±1.06	6.15±1.13	49.33±6.55
MCG-3	–	5.63±0.58	5.54±0.96	5.84±0.61	6.08±0.86	5.62±1.10	5.86±1.12	5.48±1.11	6.26±1.09	46.31±7.03
Weight(g)										
Normal	26.30±1.73	25.76±1.64	27.04±1.41	27.52±1.41	27.93±1.87	28.19±1.58	28.46±1.76	29.92±1.62	29.92±1.90	3.62±0.75
Control	35.78±5.91	36.25±6.00	37±7.19	37.12±8.61	36.93±9.48	36.54±10.50	37.98±10.02	39.94±10.01	40.94±10.3	5.16±4.78
MCG-1	35.12±3.87	35.59±4.35	36.80±5.58	37.35±6.49	37.46±7.55	37.90±8.48	38.73±8.58	40.29±8.75	40.82±9.00	5.70±5.34
MCG-2	36.85±2.68	37.33±2.94	38.40±3.45	38.91±4.14	39.28±4.54	40.10±5.40	40.81±5.56	42.72±6.45	43.67±7.09	6.82±5.18
MCG-3	37.52±2.36	37.83±3.48	37.83±5.09	38.20±6.42	38.36±6.98	38.96±7.42	38.77±7.39	40.42±7.82	41.50±7.78	3.97±5.52

2. 지방조직 및 장기의 무게와 상태 관찰

본 실험종료 후 부검한 뒤에 지방조직과 장기의 육안적인 이상소견은 관찰되지 않았다. 생식기 주변 백색지방조직(EAT)의 경우, 대조군에 비하여 MCG-1과 MCG-2는 그 무게가 증가하였고, MCG-3은 감소되어 있었으며, 후복벽 주변 백색 지방조직(RAT)의 경우, 대조군에 비하여 MCG-1과 MCG-3은 그 무게가 감소하였고 MCG-2는 증가하였다. 사타구니 주변 피하지방조직(IAT)의 경우, 대조군에 비하여 MCG-1과 MCG-3은 그 무게가 감소하였으며, MCG-2는 증가하였다. 갈색지방조직(BAT)의 경우, 대조군에 비하여 MCG-1, MCG-2와 MCG-3은 그 무게가 모두 감소한 것으로 나타났다. 그러나 모든 농도에서 지방조직의 무게는 통계적인 유의성이 없는 것으로 나타났다(Table 4).

정도 차이는 있지만 대조군에 비하여 MCG-1, MCG-2와 MCG-3은 간장, 심장, 비장, 신장과 췌장의 무게가 감소되어 있는 것으로 나타났으나 모든 농도에서 통계적인 유의성은 없는 것으로 나타났다(Table 5).

Table 4. Adipose tissue weights

Adipose tissue weights/Groups	EAT	RAT	IAT	BAT
Normal	0.57±0.23	0.19±0.10	0.45±0.20	0.21±0.05
Control	1.86±0.62	0.49±0.14	2.67±1.26	0.87±0.11
MCG-1	1.88±0.54	0.43±0.15	2.57±1.31	0.30±0.08
MCG-2	1.89±0.32	0.53±0.15	2.98±0.91	0.34±0.07
MCG-3	1.77±0.49	0.48±0.12	2.45±0.79	0.29±0.05

MCG = mountain cultivated ginseng ; EAT = epididymal adipose tissue ; RAT = retroperitoneal adipose tissue ; IAT = inguinal adipose tissue ; BAT = brown adipose tissue.

Table 5. Organ weights

Organ weights/Groups	Liver	Heart	Spleen	Kidney	Pancreas
Normal	1.05±0.06	0.12±0.01	0.07±0.01	0.32±0.02	0.34±0.04
Control	2.02±0.67	0.12±0.01	0.06±0.01	0.41±0.02	0.36±0.05
MCG-1	1.86±0.57	0.11±0.01	0.05±0.01	0.40±0.03	0.40±0.04
MCG-2	1.95±0.51	0.12±0.01	0.04±0.01	0.39±0.03	0.34±0.02
MCG-3	1.95±0.49	0.12±0.02	0.04±0.01	0.38±0.05	0.32±0.03

3. 혈액생화학분석

1) 혈중 asparate aminotransferase와 alanine aminotransferase 농도

실험시작 8주 후 혈장 내 asparate aminotransferase와 alanine aminotransferase의 양을 측정한 결과, asparate aminotransferase의 값은 대조군에 비하여 MCG-1, MCG-2와 MCG-3 모두에서 낮은 것으로 나타났으나 모두에서 통계적인 유의성은 없는 것으로 나타났다. Alanine aminotransferase의 값은 대조군에 비하여 MCG-1과 MCG-2에서 낮은 것으로 나타났고, 반면에 MCG-3은 대조군에 비하여 약간 높은 것으로 나타났으나 모두에서 통계적인 유의성은 없는 것으로 나타났다(Table 6).

Table 6. Blood AST and ALT concentration level after 8weeks of *db/db* mouse

AST, ALT/Groups	AST level	ALT level
Normal	374.2±149.49	94±89.20
Control	505.4±122.92	127±33.56
MCG-1	457.4±116.63	115.6±33.26
MCG-2	391.4±41.97	96.6±24.77
MCG-3	474.6±149.18	132.6±60.46

2) 혈중 total cholesterol, HDL-cholesterol과 LDL-cholesterol 농도

실험 시작 8주 후 혈장 내 total cholesterol, HDL-cholesterol과 LDL-cholesterol의 양을 측정한 결과, total cholesterol의 값은 대조군에 비하여 MCG-2와 MCG-3에서 낮은 것으로 나타났고, MCG-1에서 높은 것으로 나타났으나 모두에서 통계적인 유의성은 없는 것으로 나타났다(Fig. 1-A). HDL-cholesterol의 값은 대조군에 비하여 MCG-1과 MCG-3 모두에서 약간 높았고, MCG-2는 대조군과 비슷하게 나타났으나 모두 통계적인 유의성은 없는 것으로 나타났다(Fig. 1-B). LDL-cholesterol의 값은 대조군에 비하여 MCG-1에서 높은 것으로 나타났고, MCG-2와 MCG-3 모두에서 낮은 것으로 나타났으나 MCG-3에서 통계적인 유의성이 있는 것으로 나타났다(Fig. 1-C).

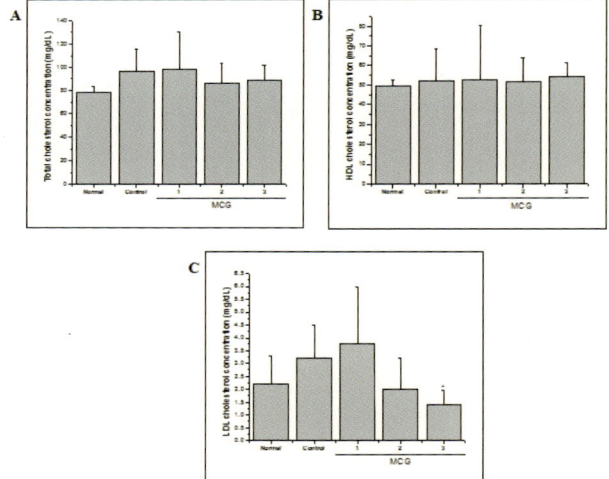

Fig. 1. Fasting plasma total cholesterol(A), HDLcholesterol(B) and LDL-cholesterol(C) levels in male *db/db* mice. All values are expressed as the mean ±SD. *p<0.05 significantly different from control. MCG = mountain-cultivated ginseng ; HDL = high density lipoprotein ; LDL = low density lipoprotein.

3) 혈중 free fatty acid와 triglyceride 농도

실험시작 8주 후 혈장 내 free fatty acid와 triglyceride의 양을 측정한 결과, free fatty acid의 값은 대조군에 비하여 MCG-1, MCG-2와 MCG-3 모두에서 낮은 것으로 나타났으나 세 농도 중 MCG-2와 MCG-3에서 통계적인 유의성이 있는 것으로 나타났다(Fig. 2-A). Triglyceride의 값은 대조군에 비하여 MCG-1, MCG-2와 MCG-3 모두에서 낮은 것으로 나타났으나 세 농도 중 MCG-2에서 통계적인 유의성이 있는 것으로 나타났다(Fig. 2-B).

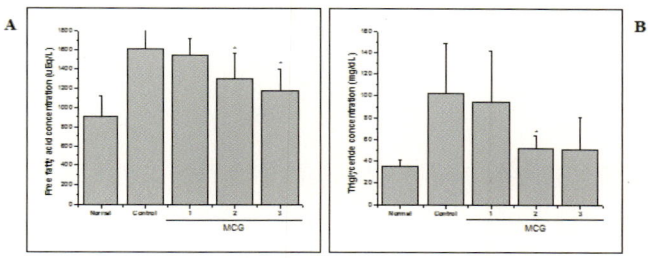

Fig. 2. Fasting plasma free fatty acid(A) and triglyceride(B) levels in male *db/db* mice. All values are expressed as the mean±SD. *p<0.05 significantly different from control. Abbreviations as in Fig. 1.

4) 혈중 glucose와 insulin 농도

실험시작 8주 후 혈장 내 glucose와 insulin의 양을 측정한 결과, glucose의 값은 대조군에 비하여 MCG-1에서는 비슷하였고, MCG-3에서는 높은 것으로 나타났으며, MCG-2에서는 통계적으로 유의하게 낮은 것으로 나타났다(Fig. 3-A).

Insulin의 값은 대조군에 비하여 MCG-1과 MCG-3 모두에서는 낮은 것으로 나타났으나 MCG-2에서는 통계적으로 유의하게 높은 것으로 나타났다(Fig. 3-B).

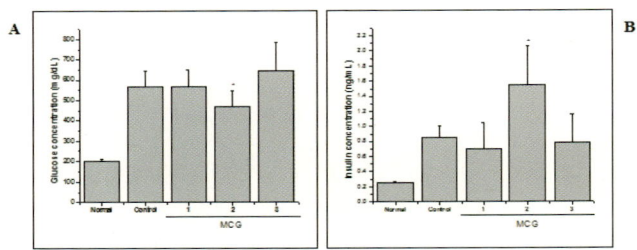

Fig. 3. Fasting plasma glucose(A) and insulin(B) levels in male *db/db* mice. All values are expressed as the mean ± SD. * P<0.05 significantly different from control. Abbreviations as in Fig. 1.

考 察

　당뇨병 환자의 주요 사망원인은 관상동맥질환을 포함하는 혈관계 합병증으로, 이 중에서 75%가 관상동맥질환으로 사망한다.[23] Framingham 연구 결과 당뇨병 환자의 관상동맥질환 발병률이 남자에서는 정상남자의 50%, 여자에서는 정상여자에 비해 200%까지 상승한다고 보고하였다.[24] 미국에서 시행된 NHANES(National Health and Nutrition Examination Survey) 추적연구에서는 관상동맥질환이 없는 당뇨병 환자는 당뇨병이 없으면서 관상동맥질환이 있는 사람과 관상동맥질환의 위험도가 비슷하며,[25] Haffner 등의 연구결과에서도 당뇨병은 관상동맥질환과 동격이라고 평가하였다.[26] 또한 당뇨병 환자의 혈관질환은 그렇지 않은 환자에 비해 다혈관질환이 많으며, 병변도 국한되어 있지 않고 여러 군데에 퍼져 있는 경우가 많다. 제2형 당뇨병 환자가 관상동맥질환 발병의 위험률이 특별히 높은 데는 여러 가지 이유가 있지만 그중에서 흔하게 발견되는 것이 이상지질혈증이다.[27]

　산에서 자연발아한 산삼은 희귀하여 생산량이 적고 고가이므로 산에서 인위적으로 재배한 산양산삼이 산삼을 대체할 수 있는 약물로 주목받고 있다. 산삼의 생태를 오랫동안 연구해온 산삼연구가 김창식 선생에 의하면 산삼은 주로 낙엽수와 침엽수가 섞여 있는 혼효림 환경에서 자란 것이 상품인 것으로 알려져 있다. 이런 점에 착안하여 낙엽수와 침엽수가 섞여 있는 혼효림 환경에서 자란 산양산삼을 채취하여 시료로 사용하였다. 산양산삼이 혼효림에서 자랄 경우 9월 중순까지 산양산삼의 잎이 보존되어 있어 충분히 광합성작용을 하게 되지만, 산양산삼이 활엽수 환경에서 자랄 경우 일조량 과다로 6~7월경에 잎이 떨어지게 되어 광합성 작용을 충분히 하지 못하게 된다. 본 연구와 관련하여 지금까지 기존 연구를 살펴보면 산양산삼의 약침제제는 혈당강하 작용[13]과 지질강하 작용[14]이 있음이 보고되었으나 산양산삼 물추출물과 제2형 당뇨 모델인 *db/db* 마우스에 대한 항당뇨 연구는 없는 실정이다.

본 연구에서는 산양산삼이 소갈(당뇨병에 해당됨)에 효과가 있다는 문헌[7]과 산양산삼 단미로 사용할 경우 혈당강하작용이 있다는 임상적인 근거에 바탕을 두고 *db/db* 마우스 제2형 당뇨모델을 이용하여 산양산삼의 물추출물의 투여가 체중, 사료섭취량, 지방무게, 장기무게 및 육안적 관찰과 혈중 항당뇨 지표, 지질대사 지표와 간독성 지표의 변화에 어떤 영향을 미치는지에 대해서 알아보았다.

실험기간 중 실험동물의 일반증상, 체중과 사료섭취량을 살펴보면, 본 실험기간 중 산양산삼 물추출물의 섭취와 관련된 이상증상은 관찰되지 않았으나, 당뇨의 유발로 인한 다뇨, 다갈, 다식의 증상이 실험 기간 동안 모든 동물에서 관찰되었고, 사료섭취량과 체중은 각 실험군 간에 유의적인 차이가 없었다.

본 실험종료 후 부검한 뒤에 지방조직과 장기의 육안적인 이상소견은 관찰되지 않았으며, 모든 농도에서 각 지방조직의 무게와 각 장기의 무게는 각 실험군 간에 유의적인 차이가 없는 것으로 나타났다. 혈중 asparate aminotransferase(AST)와 alanine aminotransferase(ALT)의 농도가 각 실험군 간에 유의적인 차이가 없는 것으로 나타났고, 산양산삼의 약침제제에 대한 항독성 작용도 이미 보고된 바[8] 있어 산양산삼은 독성으로부터는 안전한 것으로 생각된다.

당뇨병 환자의 이상지질혈증 특징은 중성지방 농도의 상승, HDL 콜레스테롤의 저하와 LDL 콜레스테롤의 농도 변화는 없지만 작고 밀도 높은 (small dense) LDL 콜레스테롤의 증가로 요약된다.[23, 28~30] 제2형 당뇨병에서의 이상지질혈증은 복부비만 및 인슐린저항성과 관계가 깊다. 체내의 잉여에너지는 대부분 복부의 지방세포에 축적되어 있으며 공복상태에서는 중성지방을 분해하여 지방산 형태로 혈중에 배출되어 장기의 주요 에너지원으로 쓰인다. 이러한 과정은 인슐린에 의해 정교하게 조절되는데, 식사에 의해 증가된 인슐린은 지방세포의 지방산 흡수와 중성지방 생성을 증가시킨다. 반면에 인슐린은 지방세포 내에 존재하는 지방분해효소인 HSL(hormone sensitive lipase)을 강력히 억제하여 지방산의 혈액 내 방출을 억제한다. 그러나 내장지방이 많거나 제2형 당뇨병같이 인슐린저항성이 생기면 혈액 내로 지방산이 많이 방출되어 간으로 유입되게 된다. 간내로 과다 유입된 지방산은 중성지방의 과다생성으로 이어지고, 이것은 다시 VLDL의 과다생성을 초래한다. 또한 과량의 지방산은 간세포에서 인슐린수용체를 하향 조절시키며, 결과적으로 인슐린의 VLDL 분비억제 기능을 저하시켜 VLDL의 과다생성에 일조하게 된다. 중성지방의 함량이 많은 VLDL의 증가는 혈중 중성지방의 증가를 초래하며, 증가된 중성지방은 HDL 콜레스테롤의 감소를 유발한다. 따라서 지방산의 증가는 정상이거나 약간 증가된 LDL 콜레스테롤, 고중성지방혈증 및 저 HDL 콜레스테롤을 특징으로 하는 이상지질혈증을 초래하게 된다. 제

2형 당뇨병 환자의 LDL 콜레스테롤 농도는 변화가 없지만 small dense LDL치가 증가되어 있다. 이러한 증가는 Fig 4와 같이, 중성지방이 증가하면 cholesteryl ester transfer protein(CETP)과 간 지방분해효소의 작용에 의해 유발된다.[27]

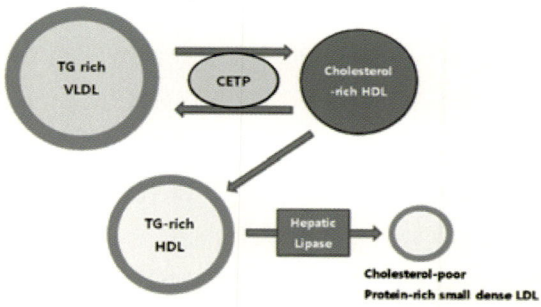

Fig. 4. Plasma lipid exchange

   Total cholesterol의 값은 대조군에 비하여 MCG-2와 MCG-3에서 낮은 것으로 나타났고, MCG-1에서 높은 것으로 나타났으나 모두에서 통계적인 유의성은 없는 것으로 나타났다. HDL-cholesterol의 값은 대조군에 비하여 MCG-1과 MCG-3 모두에서 약간 높았고, MCG-2는 대조군과 비슷하게 나타났으나 모두 통계적인 유의성은 없는 것으로 나타났다. LDL-cholesterol의 값은 대조군에 비하여 MCG-1에서 높은 것으로 나타났고, MCG-2와 MCG-3 모두에서 낮은 것으로 나타났으나 MCG-3에서 통계적인 유의성이 있는 것으로 나타났다. Free fatty acid의 값은 대조군에 비하여 MCG-1, MCG-2와 MCG-3 모두에서 낮은 것으로 나타났으나 세 농도 중 MCG-2와 MCG-3에서 통계적인 유의성이 있는 것으로 나타났다. Triglyceride의 값은 대조군에 비하여 MCG-1, MCG-2와 MCG-3 모두에서 낮은 것으로 나타났으나 세 농도 중 MCG-2에서 통계적인 유의성이 있는 것으로 나타났다. 따라서 산양산삼은 HDL-cholesterol의 농도를 높이고 LDL-cholesterol의 농도를 낮추며, Triglyceride와 Free fatty acid의 농도도 낮추고 있어 당뇨병의 이상지질혈증을 개선하고 더 나아가 심혈관질환의 주요 위험인자인 이상지질혈증을 개선함으로써 심혈관질환을 예방하고 개선할 수 있음을 시사한다.

   Glucose의 값은 대조군에 비하여 MCG-1에서는 비슷하였고, MCG-3에서는 높은 것으로 나타났으며, MCG-2에서는 통계적으로 유의하게 낮은 것으로 나타났다. Insulin의 값은 대조군에 비하여 MCG-1과 MCG-3 모두에서는 낮은 것으로 나타났으나 MCG-2에서는 통계적으로 유의하게 높은 것으로 나타났다. 따라서 산양산삼은 인슐린 농도를 높여줌으로써 혈당강하 효과가 있음을 보여준다. 그 효과가 농도의존적으로 나타나지 않고 중간 농도에서 통계적인 유의성을 보여주고 있어 적절한 양을 지속적으로 복용해야 함을 알 수 있다.

結論

   제2형 당뇨 모델인 *db/db* 마우스를 이용하여 산양산삼물 추출물(MCG)의 투여가 체중, 사료섭취량, 지방조직 및 장기의 무게, 혈중 항당뇨지표와 지질대사지표의 변화를 분석하고 평가하여 다음의 결론을 얻었다.

1. MCG는 대조군에 비하여 체중, 사료섭취량, 지방무게 및 장기무게, 혈중 AST 및 ALT의 변화가 통계적인 유의한 차이를 보이지 않았다.
2. MCG는 대조군에 비하여 통계적으로 유의하게 혈중 glucose의 농도는 낮

추었고 insulin의 농도는 높였으며, 그 효과는 MCG(2)에서 현저하였다.
3. MCG는 대조군에 비하여 혈중 total cholesterol과 LDL-cholesterol의 농도는 낮추고 HDL-cholesterol의 농도는 높이는 것으로 나타났다.
4. MCG는 대조군에 비하여 통계적으로 유의하게 혈중 triglyceride와 free fatty acid의 농도를 낮추는 것으로 나타났으며, 그 효과는 MCG(2)에서 뚜렷하였다.
5. MCG는 대조군에 비하여 혈중 AST와 ALT의 농도에 이상이 없는 것으로 나타났다.

결론적으로 MCG는 혈중 인슐린 농도를 높여 혈당을 내림으로써 당뇨병을 개선하고, 지질대사를 개선시켜 당뇨병의 이상지질혈증에 효과가 있으며, 더 나아가 당뇨병의 심혈관질환을 예방하고 개선시킬 수 있을 것으로 생각된다.

參考文獻

1. http://kostat.go.kr(Statistics Korea)
2. Korea Centers for Disease Control and Prevention Division of Health and Nutrition Survey. Korea Health Statistics 2010 : Korea National Health and Nutrition Examination Survey(KNHANES V-1). Division of Health Policy, Bureau of Health Policy, Ministry of Health and Welfare, 2011 : 56-57.
3. Behar S, Boyko V, Reicher-Reiss H, Goldbourt U. Ten-year survival after acute myocardial infarction : comparison of patients with and without diabetes. Am Heart J. 1997 ; 133(3) : 290-6.
4. Shin Soon Shik, Kim Kyeong Cheol, Choi Yung Hyun, Lee Yong Tae, Eom Hyun Sup, Kim Chang Shik. Critic Standardization and Objectivity of Mountain Grown Ginseng. Journal of Dong-EuiOriental Medicine 2001 ; 5 : 108-112.
5. Soon Shik Shin, Gyeong Cheol Kim, Chang Shik Kim. Sansam of South Korea. Korean J.

Oriental Physiology & Pathology 2002 ; 16(6) : 1260-1262.
6. Jun Mo Wang, Heng Fen Wang editor. 『revised Shennong's Classic of Materia Medica(神農本草經校證)』. First Edition. Changchun : Jilin Science and Technology Press, 1988 : 151.
7. Shen Wei Tang(唐　慎　微) Original Author ; Shang ZJ. Zheng JS.Shang YO. Liu DP Interpreters. 『Classified Emergency Materia Medica(證類本草)』. First Edition. Beijing : Hua Xia Publishing House, 1993 : 149-150.
8. Ki-Rok Kwon, A-La Cho, Sun-Gu Lee. The Study on Acute and Subacute Toxicity and Anti-cancer Effects of cultivated wild ginseng Herbal acupuncture. The Journal of Korean Pharmacopuncture Institute 2003 ; 6(2) : 7-27.
9. Byung-Il Min, Ho-Hyun Kim, Il-Bok Seo, Ki-Rok Kwon. Antitumor Effects and Protective Effects Against Doxorubicin-induced Testicular Toxicity of Cultivated Wild Ginseng Extract in the B16/F10 Melanoma-Bearing C57BL/6Mice. The Journal of Korean Pharmacopuncture Institute 2007 ; 10(1) : 85-100.
10. Kwon Ki Rok. Anticancer effect of mountain ginseng Pharmacopuncture to the nude mouse of lung carcinoma induced by NCI-H460 human non-small cell lung cancer cells. The Journal of Korean Pharmacopuncture Institute 2010 ; 13(1) : 5-14.
11. Jang SB, Lim CS, Jang JH, Kwon KR. Anti-metastatic mechanism of mountain cultivated wild ginseng in human cancer cell line. The Journal of Korean Pharmacopuncture Institute 2010 ; 13(1) : 37-43.
12. Hee-Chul Cho, Sun-Gu Lee, Ki-Rok Kwon. An Experimental Study on Apoptosis of cultivated Wild Ginseng Distilled Herbal Acupuncture by Concentration Level. The Journal of Korean Pharmacopuncture Institute 2004 ; 7(2) : 5-17.
13. Won-Pil Park, Ki-Rok Kwon, Eun Lee. Effects of distilled Cultivated Wild Ginseng Herbal Acupuncture in Rats with Diabetes Induced by High Fat Diet. The Journal of Korean Pharmacopuncture Institute 2005 ; 8(2) : 97-108.
14. Eun-Ju Choi, Joon-Moo Lee, Seung-Hwan Won, Ki-Rok Kwon. Effects of cultivated wild ginseng pharmacopuncture on lowering lipid and oxidative capacity in biochemical and molecular biological study in obese rats. The Journal of Korean Pharmacopuncture Institute 2006 ; 9(1) : 5-20.
15. Hae-Young Jang, Hee-Soo Park, Ki-Rok Kwon, Tae-Jin Rhim. A study on the comparison of antioxidant effects among wild ginseng, cultivated wild ginseng, and cultivated ginseng extracts. The Journal of Korean Pharmacopuncture Institute 2008 ; 11(3) : 67-78.
16. Tae-Jin Rhim, Hee-Sun Jeong, Young-Jin Kim, Doo-Yong Kim, Young-Ju Han, Hye-Yon Kwon, Ki-Rok Kwon. A study on the comparison of antioxidant effects among cultivated ginseng, and cultivated wild ginseng extracts -Using the measurement of superoxide and hydroxy radical scavenging activities-. The Journal of Korean Pharmacopuncture Institute

2009 ; 12(2) : 7-12.

17. Dong-Hee Lee, Ki-Rok Kwon. Analysis of Serum Proteom after Intravenous Injection of cultivated wild ginseng pharmacopuncture. The Journal of Korean Pharmacopuncture Institute 2006 ; 9(2) : 17-37.
18. Byoung-Woo Kim, Ki-Rok Kwon. The Effect of Cultivated Wild Ginseng Extract on Preadipocyte Proliferation. The Journal of Korean Pharmacopuncture Institute 2007 ; 10(3) : 29-35.
19. Jeong-Du Roh, Lak-Hyung Kim, Beom-Yong Song, Tae-Han Yook. The Effects of distilled Wild Ginseng Herbal Acupuncture on the Heart Rate Variability(HRV). The Journal of Korean Pharmacopuncture Institute 2008 ; 11(1) : 55-69.
20. Young-Jin Kim, Do-Il Park, Ki-Rok Kwon. Case report on the Improvement of Liver Functions by Mountain Cultivated Wild Ginseng Pharmacopuncture. The Journal of Korean Pharmacopuncture Institute 2009 ; 12(2) : 107-112.
21. Young-Jin Ryu, Kwang-Ho Lee, Ki-Rok Kwon, Yeon-Hee Lee, Joong-Cheol Ahn, Seung-Ho Sun, Sun-Ju Lee. Mountain Ginseng Pharmacopuncture Treatment on Three Amyotrophic Lateral Sclerosis Patients-Case Report-. The Journal of Korean Pharmacopuncture Institute 2010 ; 13(4) : 119-128.
22. Byung-Jun Cho, Ki-Rok Kwon. Proposal of Self Targeting Therapy of Mountain Ginseng Pharmacopuncture. The Journal of Korean Pharmacopuncture Institute 2011 ; 14(2) : 75-80.
23. Korean Diabetes Association. Diabetes. 3rd ed. Seoul : Korean Diabetes Association, 2005 : 443-450.
24. Kannel WB, McGee DL. Diabetes and cardiovascular disease : The Framingham study. JAMA 1979 ; 241(19) : 2035-2038.
25. Gu K, Cowie CC, Harris MI. Diabetes and decline in heart disease mortality in US adults. JAMA 1999 ; 281(14) : 1291-1297.
26. Haffner SM, Lehto S, Ronnemaa T, Pyorala K, Laakso M. Mortality from coronary heart disease in subjects with type 2 diabetes and in nondiabetic subjects with and without prior myocardial infarction. N Engl J Med. 1998 ; 339(4) : 229-234.
27. Ie Byung Park. Diabetes Dyslipidemia : Causes and Consequences. Korean Clinical Diabetes J2010 ; 11 : 107-109.
28. Goldberg IJ. Clinical review124 : Diabetic dyslipidemia : causes and consequences. J Clin Endocrinol Metab. 2001 ; 86(3) : 965-971.
29. American Diabetes Association. Standards of medical care in diabetes-2010. Diabetes Care. 2010 ; 33 Suppl 1 : S11-61.
30. Syvanne M., Taskinen MR. Lipids and lipoproteins as coronary risk factors in non-insulin-dependent diabetes mellitus. Lancet. 1997 ; 350 Suppl 1 : SI20-3.

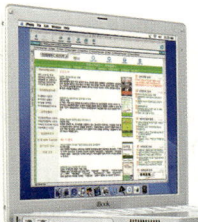

중앙생활사
중앙경제평론사

Joongang Life Publishing Co./Joongang Economy Publishing Co.

중앙생활사는 건강한 생활, 행복한 삶을 일군다는 신념 아래 설립된 건강·실용서 전문 출판사로서 치열한 생존경쟁에 심신이 지친 현대인에게 건강과 생활의 지혜를 주는 책을 발간하고 있습니다.

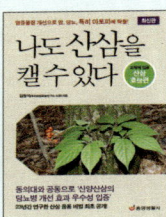

나도 산삼을 캘 수 있다

초판 1쇄 인쇄 | 2013년 5월 22일
초판 1쇄 발행 | 2013년 5월 27일

지은이 | 김창식(Changsik Kim)
펴낸이 | 최점옥(Jeomog Choi)
펴낸곳 | 중앙생활사(Joongang Life Publishing Co.)

대   표 | 김용주
책임편집 | 이상희
본문디자인 | 북큐브

출력 | 케이피알 종이 | 타라유통 인쇄 | 케이피알 제본 | 은정제책사

잘못된 책은 바꿔드립니다.
가격은 표지 뒷면에 있습니다.

ISBN 978-89-6141-110-3 (13510)

등록 | 1999년 1월 16일 제2-2730호
주소 | ⓔ100-826 서울시 중구 다산로20길 5(신당4동 340-128) 중앙빌딩 4층
전화 | (02)2253-4463(代) 팩스 | (02)2253-7988
홈페이지 | www.japub.co.kr 이메일 | japub@naver.com | japub21@empas.com
♣ 중앙생활사는 중앙경제평론사·중앙에듀북스와 자매회사입니다.

Copyright ⓒ 2013 by 김창식
이 책은 중앙생활사가 저작권자와의 계약에 따라 발행한 것이므로 본사의 서면 허락 없이는
어떠한 형태나 수단으로도 이 책의 내용을 이용하지 못합니다.

▶ 홈페이지에서 구입하시면 많은 혜택이 있습니다.

중앙북샵 www.japub.co.kr
전화주문 : (02) 2253-4463

※ 이 도서의 국립중앙도서관 출판시도서목록(CIP)은 e-CIP 홈페이지(www.nl.go.kr/cip.php)에서 이용하실 수 있습니다.(CIP제어번호: CIP2013005108)